CT 引导下经皮肺穿刺活检实操手册

主　审　伍　钢
主　编　尹中元
副主编　杨光海　苏　远
编　者（按姓氏笔画排序）
王　晔　叶　挺　冯庆敏　刘　俊
刘　涛　李鹏程　吴　边　沈　楠
张瑞光　林振宇　周　瑞
秘　书　王　琼
绘　图　白　茹

科学出版社
北　京

内 容 简 介

本书主要讲述了CT引导下经皮肺穿刺活检的装置、路径规划、并发症的类型与处理、活检技术与技巧应用，重点选取临床中肺穿刺活检典型的并发症类型，并对特殊部位及其类型的活检、机器人辅助穿刺系统等内容进行了详细讲解。为了便于读者阅读，书中配有丰富的示例图片，以图文并茂的形式，生动准确地向读者介绍了CT引导下经皮肺穿刺活检（PTLB）技术及其临床应用。全书实用性和操作性兼具，适合呼吸内科、肿瘤科等临床医师阅读参考。

图书在版编目（CIP）数据

CT引导下经皮肺穿刺活检实操手册 / 尹中元主编．—北京：科学出版社，2019.2

ISBN 978-7-03-060546-7

Ⅰ.①C… Ⅱ.①尹… Ⅲ.①计算机X线扫描体层摄影—应用—肺癌—穿刺术—活体组织检查—手册 Ⅳ.① R734.2-62

中国版本图书馆CIP数据核字(2019)第028633号

责任编辑：王灵芳 / 责任校对：张小霞
责任印制：赵 博 / 封面设计：华图文轩

科学出版社 出版
北京东黄城根北街16号
邮政编码：100717
http：// www.sciencep.com
北京画中画印刷有限公司 印刷
科学出版社发行 各地新华书店经销
*
2019年 2月第 一 版 开本：787×1092 1/16
2023年 2月第五次印刷 印张：8 1/2
字数：176 000
定价：58.00元
（如有印装质量问题，我社负责调换）

序

进入21世纪以来，特别是近10年来，我国的肿瘤诊疗水平进入了向循证医学、个体化精准医学快速发展的新阶段，肺癌的诊疗发展无疑是肿瘤诊疗发展的典范之一。在个体化精准治疗的时代，获取肿瘤组织标本至关重要。由于大多数肺癌患者在确诊时已属晚期，失去了手术机会，同时也意味着失去了通过手术获取肿瘤组织标本这一重要途径。对于这一患者群体而言，经皮肺穿刺无疑是获取病理样本的重要方式。

穿刺活检原本是一项非常小众的工作，但伴随着分子靶向治疗和免疫治疗的不断发展，其从幕后慢慢走到了台前。它不仅帮助临床医师回答了“是与不是”，而且回答了“哪一类哪一型”的问题；更是帮助临床医师判定肺癌的“过去”、治疗的“现在”、预测肺癌治疗的“未来”。因此，说它是“小技术，大用途”名副其实。

华中科技大学同济医学院附属协和医院肿瘤中心在这一领域历经10年的坚守和努力，中心的穿刺活检工作不断发展，技术日臻成熟，团队日渐壮大。仅2018年一年就完成了CT引导下经皮肺穿刺活检2000余例，2008—2018年的10年间，中心累计完成了上万例经皮肺穿刺活检，并经常到周边地市县医院指导解决疑难问题。我们的经验刊登在《欧洲放射学杂志》，中心的技术创新成功获得了国家发明专利授权，被国内外同行、专家所认可。

随着经皮肺穿刺技术日益广泛地应用于临床，越来越多的基层医疗单位也陆续开展了该业务。为了尽可能地规范该项技术的操作，降低并发症的发生率，提高穿刺的成功率和活检的阳性率，我们查阅检索了大量的国内外相关文献资料，同时结合自己的实践经验，总结并提炼了CT引导下经皮肺穿刺活检的一些关键问题和解决方案，汇集成了这本《CT引导下经皮肺穿刺活检实操手册》，这也是国内第一本系统化、案例化介绍经皮肺穿刺技术的图书，具有很强的指导性。

我相信这本书会给经皮肺穿刺技术的推广和应用带来积极的意义，对基层医疗单位开展该项手术也有重要的指导意义。

伍　钢

华中科技大学同济医学院附属协和医院　肿瘤中心

2019年1月

目 录

第1章 总 论

第一节 经皮肺穿刺活检的发展简史

肺部及纵隔占位性病变在临床上十分常见，影像学检查虽然在发现该区域内占位性病变中起到非常重要的作用，但无法对其做出病理诊断。目前我国肺癌的发病率及死亡率更是位于所有癌症之首，病理诊断仍然是确诊肺癌的金标准，是进一步完成基因检测指导个体化治疗的基石。现阶段临床上获取肺占位性病变病理诊断的方法包括：痰液脱落细胞学检查、纤维支气管镜检查、经皮肺占位性病变穿刺活组织检查、胸腔镜及开胸肺活组织检查等。痰液脱落细胞学因阳性检出率低而鲜有使用。普通纤维支气管镜只能针对累及亚段及其以上支气管内的病变进行活检，无法对累及亚段以下的肺占位性病变进行检查。随着超声技术和磁导航技术的使用，气管镜的应用范围也日益广泛，但费效比仍然是一个较为突出的问题。胸腔镜、纵隔镜及开胸活检虽然可以直视病灶获取组织，准确性高，但均需要全身麻醉配合的手术操作，不仅费用较高，创伤较大，且术后恢复慢，影响后续治疗。

影像引导下的经皮肺穿刺活组织检查术是一种微创、安全、有效的诊断及鉴别诊断方法，近年来得到临床的大力推广。依据活组织检查（简称活检）的不同类型，经皮肺穿刺活检分为细针抽吸活检（fine needle aspiration，FNA）和粗针切割活检（core needle biopsy，CNB）。前者可获得细胞学样本，而后者则可获取组织学标本用于诊断。应用的影像技术包括：X 线透视、B 超、CT 和 MRI。其特点：①相比而言，X 线透视引导不能精确反映病变与周围结构的关系，对于小病灶，深部病灶活检困难，诊断准确率低。② B 超引导费用较低，且具有实时图像引导的优势，但要求足够的声窗，仅适用于胸膜及胸膜下病变的活检。③ MRI 与其他影像设备相比，具有较高的组织分辨率、无辐射、对血管成像清晰等优势，但因耗材及设备处理成本较高，操作时间较长，仅在少部分有条件的医院开展。④ CT 引导具有图像分辨率高、定位准确、能判断针尖位置、活检成功率高等特点。因此，CT 图像引导下的经皮肺穿刺活检术是临床最为广泛使用的肺及纵隔占位性病变的辅助诊断方法。

经皮肺穿刺技术在临床实践中应用已超过 100 年。1883 年 Leyden 以盲目进针的方式首次行经皮肺组织穿刺活检术，成功地从一例肺炎患者体内获取了肺炎双球菌。3 年后，Menetrier 完成了史上第 1 例肺癌患者的经皮肺占位穿刺活检。但因为当时没有影像学的良好支持，穿刺并发症极高，且出现了数例穿刺直接导致的死亡病例，此项技术一度遭到了冷落。1960 年，Dahlgren & Nordenstrom 开始采用 X 线引导肺穿刺活检，直到 1976 年，Chan drasekher 首次利用超声图像引导，对外周型肺部肿物行经皮穿刺针吸活检术；同年，Haage & Alfidi 首次进行了 CT 影像引导下的经皮肺占位穿刺活检术，均取得成功。从此，图像引导下的经皮肺占位穿刺活检术开始在临床实践中被接纳，并推广运用。我国自 1980 年开始进行超声引导下的细针穿刺细胞学检查，1985 年张雪哲老师首次开展了 CT 引导下经皮肺占位穿刺活检术。因 CT 引导下经皮肺占位穿刺活检术定位准确、阳性检出率高及不良反应可控，该技术随后在国内各地逐渐发展并改进。

图像引导下经皮肺活检手术开始之初，多采用单纯活检枪活检的方法。随着手术的不断开展，经验不断积累，同轴活检的方法逐渐得到广泛的认可。传统的单纯活检枪活检方法直接将活检枪插入组织中取材，一次操作结束时拔针，此时患者体内无针，如需多次取材，则需要将活检枪重新插入。该操作不仅导致穿刺部位创伤增加，也可能导致肿瘤细胞经穿刺道转移。而同轴穿刺操作的套管针和活检枪分离，活检枪可以反复多次、变换不同角度取材，即 1 次穿刺，多次取材，大大减少了损伤的机会和操作时间，同时减少了不良反应的发生率，故现在以同轴穿刺针为主流方法。

随着经皮肺穿刺活检术的不断开展，更多新型的取材模式不断涌现，包括机器人辅助穿刺、图像自动引导穿刺等。总而言之，未来的经皮肺穿刺活检术将愈来愈安全、准确、简便和快捷，使更多的医师易于掌握该项技术，并为患者带来更加安全、舒适、精准的就医体验。

（周　瑞　尹中元）

第二节　经皮肺穿刺活检装置介绍

胸部肿瘤经皮穿刺活检（percutaneous transthoracic needle biopsy, PTNB）是在影像设备引导下完成的活检操作，因而需要依赖图像引导设备及穿刺活检装置两种设备。随着影像技术不断更新及活检装置的逐步完善，经皮肺穿刺活检技术得到长足的进步，其适应证从病理诊断扩大到组织亚型分类、基因诊断等。现将图像引导设备和穿刺活检装置分述如下。

一、影像引导设备

1. *超声*　超声引导下的经皮穿刺活检，最大的优势在于其可以提供实时图像引导，加上超声引导的诸多优点，被誉为“介入放射学的未被发现的宝石”。早期，超声引导下穿刺活检主要用于腹部肿瘤，从20世纪90年代开始，超声引导下胸部肿瘤经皮穿刺活检术逐渐进入临床，而被大家认可。与CT相比，超声引导下穿刺活检，具备以下优势：

（1）实时引导：超声可以实现连续动态监测血流显像、靶区运动、进针部位、进针方向、进针深度，以及针尖与肿块的关系，从而提高穿刺准确性和减少反复的CT扫描所带来的辐射剂量增加和时间消耗。这是其较CT而言最大的优势。虽然透视CT也能实现实时监控，但术者和患者的辐射剂量都明显增加。

（2）具备多维成像：操作者可以根据术中具体情况选择成像方向，判断针尖与肿块和邻近脏器的位置关系。

（3）设备轻量化：便携式B超机可以随身携带，在床边即可操作，且无须放射防护，对重症患者床旁工作的开展大有裨益。

（4）无辐射：超声引导采用超声波为媒介，与CT的X线相比，安全无辐射。

（5）操作时间短：由于超声的实时引导，减少了反复CT扫描的过程，从而缩短了操作时间，对于病情较重或对手术不耐受的患者，更具有实际意义。有文献统计[1]，超声引导下穿刺活检，平均耗时31.4min，而CT引导下穿刺，平均耗时45.2min。

（6）安全性高：超声引导下穿刺活检术的主要并发症同CT引导下穿刺一样，主要为气胸和出血，但其发生率远低于CT。有文献报道，超声引导时气胸和出血发生率分别为1/34及0/34，而CT下为21/52及2/52[1]。当然，并发症的降低，除了超声实时引导外，还与病灶部位的选择密切相关。

（7）穿刺准确率：文献报道超声引导下穿刺活检准确率为91%（31/34），而CT为71%（37/52）[1]。

（8）费用更低：超声引导下穿刺费用较CT而言，下降25%[2]。

（9）超声造影的应用：超声造影可清晰显示肿瘤供血血管和坏死病灶，在一定程度上减少出血的风险和穿刺活检的假阴性率[3～5]。

尽管如此，超声也有其局限性。在对肺、骨穿刺活检时，由于肺组织具有高衰减系数，气体-软组织、气-液平面及骨界面存在声阻抗，致超声能量衰减，因而在这种情况下，选用CT检查较好。当患者体型肥胖，病灶位于皮下深层或超声下未探及病灶时，CT引导下穿刺也能对靶向区域做出更好的评估。而对于胸壁、胸膜、胸膜下、前纵隔肿物的穿刺活检，超声可以作为一种良好的替代CT的引导方式。目前，超声引导下胸部肿瘤经皮穿刺活检可以完成所有穿刺活检中40%的任务[1]。

总之，经超声引导下穿刺活检术具有安全、快速、微创、有效、可重复性等特点，能实时血管可视化，具备多维成像能力，特别是对某些肿块较小、形态学特征不明显的，行彩超结合超声引导下穿刺活检能大大提高对肿块的早期诊断率，对临床早期预防及治疗有重要指导意义。

2．X 线　X 线引导下经皮肺穿刺活检术于 20 世纪 60 年代才开始应用于临床。起初，因为穿刺活检有较高的出血、感染、气胸、空气栓塞等风险，该技术仅仅应用于经过痰液细胞学检查和纤维支气管镜（简称“纤支镜”）活检未能确诊的肺癌高疑患者。即便如此，在当时也取得了良好的效果，准确率达到 87% ～ 91.3%，且气胸和出血的发生率非常低[6]，从而逐渐成为被大家认可的确诊手段。特别是带旋转的 C 形臂透视机或双平面透视装置的应用，为选择穿刺针的方向和深度提供了更可信的依据。与 CT 相比，X 线透视下穿刺最大的优势在于操作简便，耗时少，实时监控，费用低[7, 8]。但鉴于 X 线检查分辨率低，其对于小病灶显示不佳，且不能显示血管与肿块的关系，因此仅仅适用于周围型大病灶，如果病灶选择得当，可以取得和 CT 相似的准确率及风险发生率[9]。但随着技术的发展，X 线透视下经皮肺穿刺活检已经逐步被更安全、更准确的 CT 引导技术所代替。

3．C 形臂锥束 CT　C 形臂锥束 CT 主要由以下 3 个关键结构构成：C 形臂、X 射线管、平板探测器。锥束 CT 从 2000 年以后逐渐进入临床，与 CT 相比，它具有以下优势：①图像实时引导；②操作空间大，不受 CT 机架孔小的影响；③针芯所在的初始定位层面不必位于机架孔中间，进一步提高了穿刺的便利性，并节省了反复 CT 定位的时间。

因此，C 形臂锥束 CT 被广泛用于介入治疗及放射治疗的引导。文献报道，C 形臂锥束 CT 用于引导 1cm 以下小结节穿刺活检的敏感性、特异性、诊断准确率分别为 96.7 %（58/60），100%（38/38）和 98.0%（96/98）[10]。另一篇文献报道，对于 2cm 左右结节活检，上述数据分别为 95%、100% 和 96%，与透视 CT 接近[11]。但与普通 CT 相比，锥束 CT 的缺点包括：分辨率不高，对于微小的病灶显示不佳，同时为了实现实时引导，术者需要持续暴露于射线中。

4．普通 CT　CT 具有非常高的空间分辨率和密度分辨率，结合其窗宽、窗位技术，可以发现 2mm 的小结节，同时，还可以显示病灶与肋骨、纵隔、叶间裂、血管的关系，因而在胸部检查中得到广泛应用，并能为穿刺路径的选择提供精准的指导。除了上述优势外，CT 影像简单易学，准入难度小，因此 CT 引导下经皮穿刺活检术成为最常用的引导方式。增强 CT 影像能更清楚地显示肿块与血管的关系，降低出血的风险，同时还能显示肿块内坏死部位，提高穿刺检出阳性率。当然，CT 最大的不足在于不能实现实时引导，而且对于小病灶的穿刺，需要患者屏气操作。反复 CT 扫描，也增加了操作时间，不适合一般状况差、不耐受长时间接受操作的患者。此外，同轴穿刺针所在平面位于较小的机架孔内，较小的机架孔不利于术者操作，每次需将检查床退出机架孔，延长了操作时间，也增加了操作误差和风险。

5．透视 CT　透视 CT 的出现，极大地改善了普通 CT 的不足，在保留了普通 CT 的高分辨率情况下，实现了实时引导，使操作者可以随着患者的呼吸运动调整进针方向，并能有效避开肋骨，缩短了操作时间，降低了并发症发生率。目前美国大部分的穿刺都是在透视 CT 下完成的。文献报道，透视 CT 引导下经皮穿刺活检的敏感性、特异性、诊断准确率分别为 97.8%、100%、98.4%，并发症为 13.4%，而普通 CT 的上述数据分别为 95.3%、

100%、89.5% 和 31.4%。但透视 CT 组患者和操作者辐射剂量都明显增加[12]。除了辐射剂量增加外，透视 CT 的劣势还同样包括较小的机架孔，影响操作的便利性，不及 C 形臂锥束 CT。

6．MRI　磁共振成像与其他影像相比，具有更高的组织分辨率，而且能实现多维度成像，无辐射，在明确胸部血管和引导纵隔、肺门及胸壁肿物活检中具有独特优势。采用呼吸门控技术，可以在最短的时间内采集尽可能多的层面，缩短成像时间，实现近实时成像。文献报道，MRI 引导经皮穿刺活检的敏感性、特异性、诊断准确率分别为 96.4 %、100 % 和 96.9 %，且对于 2cm 左右的结节，均没有明显差异。而气胸发生率为 12.3%，出血发生率为 4.6%[13]。而且，文中统计的操作时间为 29 min ± 5 min，并不长于其他引导方式。但是，术中使用的耗材，均需磁兼容，增加了穿刺的费用，降低了其普及性。

7．PET/CT　正电子发射计算机继层显像 / 电子计算机 X 线断层扫描技术（PET/CT）是将 PET 与 CT 融为一体，由 PET 提供病灶详尽的功能与代谢等分子信息，而 CT 提供病灶的精确解剖定位，一次显像可获得肿瘤代谢的断层图像，具有灵敏、准确、特异及定位精确等特点。在经皮穿刺活检中，PET/CT 最大的优势在于能更加准确地确定肿瘤中坏死的部分，从而提高穿刺活检阳性率。但是，PET/CT 引导下经皮肺穿刺活检并非真正意义上的穿刺引导，其具体过程为将前期 PET/CT 影像与穿刺时的 CT 影像相融合，从而为选择穿刺部位提供依据。但是文献报道，对于纵隔肿瘤的穿刺活检，融合 PET/CT 并不能提高诊断的优势[14]。而国内报道的文献，均为 PET/CT 辅助下的 CT 引导下经皮穿刺活检术，术者通过术前检查 PET/CT 影像，确定代谢高的区域为穿刺区域，避免穿刺代谢低的坏死区域，进而减少假阴性率（图 1-1）。当肿瘤存在定性困难时，PET/CT 更加具有优势。

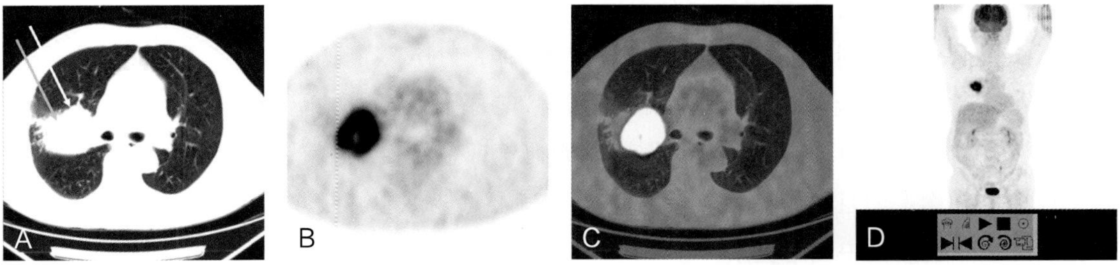

图 1-1　PET/CT 辅助下 CT 引导经皮穿刺活检

A. 显示患者右肺上叶近肺门区肿块影，并远端阻塞性改变。选取仰卧位进行穿刺活检，并规划了两条进针路径（箭头所示）。B、D 分别显示同一层面的 PET 影像及全身的 PET 影像。C. 显示融合后的 PET/CT 影像，本例穿刺活检通过 PET/CT 影像的引导，可以准确地区分肿瘤与炎性病变的分界，从而帮助术者规划最为合理的进针路径（如白色箭头所示的穿刺路径），提高穿刺活检的阳性率，避免假阴性结果的出现

二、穿刺活检装置

除了图像引导设备外，另一个重要的装置是穿刺针。穿刺针的规格通常用 G 来表示，并以不同的颜色区分。G/Ga 是 GAUGE 的缩写，穿刺针的规格由针管外径 (mm) 来确定，19G 对应 1.07mm，黄色；17G 对应 1.50mm，粉色；15G 对应 1.83mm，紫色，13G 对应 2.41mm，绿色；11G 对应 3.05mm，浅蓝色（图 1-2）。其中 CT 引导下经皮肺穿刺活检常用到的型号是 17G、19G。而内径的大小，根据管壁厚度的不同而有所不同，管壁越厚，内径越小，但强度越大。

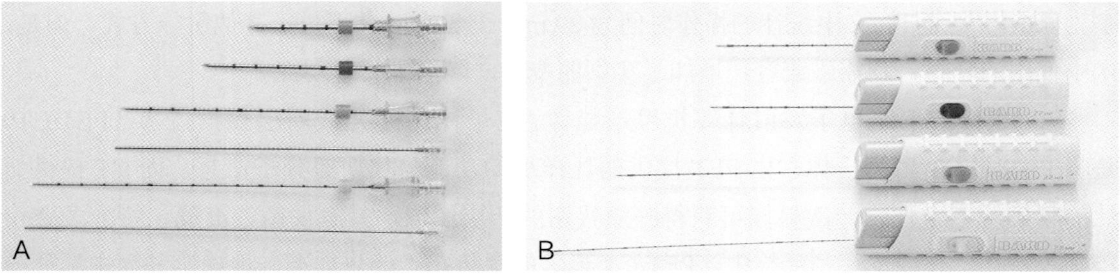

图 1-2　穿刺针的规格

A. 展示的是不同型号的同轴定位穿刺针，由上到下分别是 13G、15G、17G、19G；B. 展示的是与之相配套的全自动活检枪，由上到下分别是 14G、16G、18G、20G

依据外径的大小，将穿刺针分为细针（＜ 1mm）和粗针（≥ 1mm）。细针穿刺活检（FNA）不需局部麻醉、患者耐受良好、操作相对简便、对结节要求较宽松、具有更高的成本效益，所以在体表的小病灶活检中被广泛应用。

FNA 最主要的不足就是比较容易得出不明确的诊断。正是因为穿刺针较细，所以无法得到组织块而只能得到针吸细胞学检查结果，限制了 FNA 诊断的可靠性。穿刺吸取物中细胞数量不足、较多血液、涂片过厚、未及时涂片等原因均可造成无法诊断，而这种概率可达 2% ～ 20%。当肿瘤细胞不典型，需要明确血管或包膜侵犯的证据才能确诊时，针吸细胞学也无法确诊。而且对于硬度较高的肿瘤，FNA 可能不能够获取满意的细胞。因而在胸部肿瘤经皮穿刺活检中应用受限。

粗针穿刺活检（CNB）能一次获得更多的标本，并能进行免疫组化检测，在诊断效能上高于 FNA。粗针穿刺活检可以单独操作，也可以与同轴套管针配套使用。同轴套管针的外径比活检枪大 1G，与同型号活检枪完全匹配，既不伤及组织，又可防止针道转移，针鞘前端打磨，并且针芯上有凹槽，增强了在超声下的可视性。同轴活检枪分为全自动活检枪和半自动活检枪，其最大的区别在于进针的方式不同。全自动活检枪较半自动活检枪的取材更加完整，对组织的挤压更少，切缘整齐。但射程固定，不能由操作者控制进针深度，当病变接近大血管时安全性不及半自动活检枪。半自动活检枪对于炎症和癌的阳性率诊断和全自动穿刺枪等同，但在淋巴瘤的诊断上不及全自动活检枪。因此，对于不同的穿刺枪选择正确的适应证尤其重要。

全自动活检枪可以自动进针，速度快，约 0.05s，创伤小，痛感轻，安全性高，而且成功率更高，但穿刺活检的深度固定，大多数在 2cm 左右，或者部分产品稍作调整。半自动活检枪的进针由人为控制，可根据需要调整进针的深度，时间稍长，痛感稍明显，但对于小病灶，或者邻近重要血管或脏器的病灶，更加安全。

全自动活检枪切割取材的模式分为两种，一种为半槽式切割活检，另一种为全槽式切割活检（图 1-3）。目前临床中所使用的全自动活检枪绝大部分均为半槽式切割活检，而全槽式切割活检的最大优势是单次激发的活检取材量较普通半槽式活检枪大。

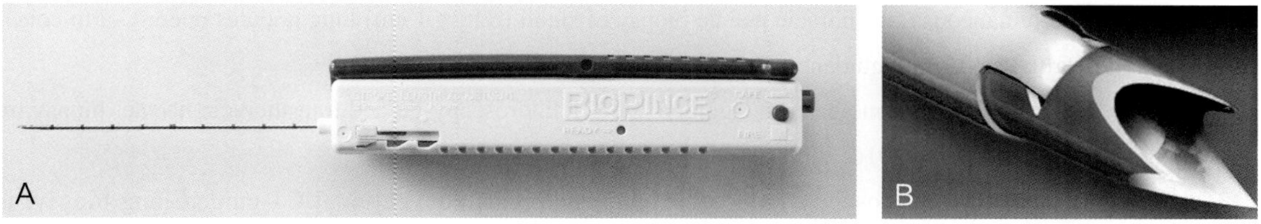

图 1-3 全槽式切割活检枪

A. 全自动、全槽式切割活检枪；B. 该活检枪的前端活检槽，通过该图可以看出，使用该种类型活检枪取材，活检组织样本呈圆柱状

通常认为，粗针穿刺可以提供更多的组织标本，但创伤较大，并发症较多。而细针穿刺虽然提供的组织标本较少，但其创伤更小。有 Meta 分析显示，两者在敏感性、特异性、诊断准确率，以及并发症上并没有明显的区别，但由于 CNB 能提供更多的标本，在部分特定的良性疾病中，CNB 诊断的特异性要高于 FNA[15]。有动物实验表明，18G 和 21G 活检枪发生出血的风险接近，但 14G 活检枪的出血风险则明显增加。14G 活检枪所获取的组织量，需要 20G 活检枪穿刺 6.8 次才能获取，细针的反复穿刺同样会增加并发症的发生，因此以取材量标准化出血风险后，14G、18G、21G 的出血风险相近[16]。通常建议，乳腺穿刺可以选择 14G 穿刺枪，肾活检可以选择 16G 活检枪，肝活检可以选择 16G 或 18G 活检枪，前列腺可以选择 18G 活检枪，肺穿刺活检通常选择 18G 或 20G 活检枪，而甲状腺选择 20G 及以上规格的活检枪。术者需要依据穿刺部位、穿刺目的、风险评估选择合适的活检枪。

（叶 挺 王 晔）

参考文献

[1] Sheth S. US guidance for thoracic biopsy: a valuable alternative to CT. Radiology, 1999, 210(3): 721-726.

[2] Rubens D. J. Sonographic guidance of mediastinal biopsy: an effective alternative to CT guidance. AJR Am J Roentgenol, 1997, 169(6): 1605-1610.

[3] Dong Y. Value of Contrast-Enhanced Ultrasound in Guidance of Percutaneous Biopsy in Peripheral Pulmonary

Lesions. Biomed Res Int, 2015, 2015: 531507.
[4] Gorg C. T. Bert and R. Kring, Contrast-enhanced sonography of the lung for differential diagnosis of atelectasis. J Ultrasound Med, 2006, 25(1): 35-39.
[5] Yi D. Contrast-enhanced US-guided percutaneous biopsy of anterior mediastinal lesions. Diagn Interv Radiol, 2017, 23(1): 43-48.
[6] Nordenstrom, B. Transthoracic needle biopsy. N Engl J Med, 1967, 276(19): 1081-1082.
[7] Laurent, F. Percutaneous biopsy in lung cancer. Eur J Radiol, 2003. 45(1): 60-68.
[8] Klein J. S Zarka, M. A. Transthoracic needle biopsy. Radiol Clin North Am, 2000, 38(2): 235-266, vii.
[9] 申永来 . 643 例 CT 与模拟定位机引导经皮肺穿刺活检术的临床比较研究 . 中国医学影像技术 , 2008, 10: 1604-1606.
[10] Choo J. Y. Percutaneous transthoracic needle biopsy of small (</= 1 cm) lung nodules under C-arm cone-beam CT virtual navigation guidance. Eur Radiol, 2013, 23(3): 712-719.
[11] Rotolo N. Comparison of cone-beam CT-guided and CT fluoroscopy-guided transthoracic needle biopsy of lung nodules. Eur Radiol, 2016, 26(2): 381-389.
[12] Kim G. R. et al. CT fluoroscopy-guided lung biopsy versus conventional CT-guided lung biopsy: a prospective controlled study to assess radiation doses and diagnostic performance. Eur Radiol, 2011, 21(2): 232-239.
[13] Liu M. MR-guided percutaneous biopsy of solitary pulmonary lesions using a 1.0-T open high-field MRI scanner with respiratory gating. Eur Radiol, 2017, 27(4): 1459-1466.
[14] Yokoyama K. Comparison of CT-guided percutaneous biopsy with and without registration of prior PET/CT images to diagnose mediastinal tumors. Cardiovasc Intervent Radiol, 2014, 37(5): 1306-1311.
[15] Yao X. Fine-needle aspiration biopsy versus core-needle biopsy in diagnosing lung cancer: a systematic review. Curr Oncol, 2012, 19(1): e16-27.
[16] Plecha D. M. Liver biopsy: effects of biopsy needle caliber on bleeding and tissue recovery. Radiology, 1997, 204(1): 101-104.

第三节　CT 引导下经皮肺穿刺活检的适应证与禁忌证

一、CT 引导下经皮肺穿刺活检的适应证

（一）适应证

1．需要明确是什么性质的肺部孤立结节或肿块、无原发肿瘤证据的多发结节或肿块、肺实变等（B 类证据）[1,2]。

2．支气管镜、痰液细胞学检查无法明确诊断的局灶性肺部病变（B 类证据）[3]。

3．怀疑恶性的磨玻璃结节（B 类证据）[4]。

4．已知恶性病变，需要明确组织学类型及分子病理学类型，包括疾病进展或复发需要进行组织病理学或分子病理学再评估者（二次活检）（B 类证据）[5]。

5．其他如支气管镜活检失败或阴性的肺门肿块，未确诊的纵隔肿块，怀疑恶性的纵隔淋巴结（B 类证据）[6]。

6．痰液或血液培养，血清学或支气管镜检查未做出诊断的持续性渗出性病变，无论是单发还是多发（B 类证据）[7]。

（二）具体解读

1．*肺部的孤立性结节或肿块* CT 引导下经皮肺穿刺活检术最常见的适应证是明确影像学发现的肺部孤立性肺结节或肿块的病变性质。通常需要通过影像学检查明确病变的具体位置及相关的肺门或纵隔淋巴结病变，或其他适合活检的部位的异常证据。同时需要影像科医师、呼吸与危重症医学科医师以及胸外科医师共同决定最适合的诊断方法及最优化的治疗方案，避免 CT 影像提示并不能通过纤维支气管镜检查（简称纤支镜检）获得组织标本的患者接受纤支镜检。

一般来说，肺部结节为恶性肿瘤的可能性随着病灶大小、患者年龄、吸烟史和咯血史而增加。而对于孤立性小结节而言，如果恶性肿瘤的初始可能性很高，许多外科医师认为最恰当的诊疗方式是进行诊断性手术切除。然而，10% 的开胸手术患者存在严重的术后疼痛，由于心血管功能的影响以及肺功能的丧失，肺部手术有着 2% ～ 3% 的死亡率，同时，在手术前明确恶性病变为小细胞肺癌或者非小细胞肺癌对于整体治疗过程也有着重要的意义。对于拒绝手术或无法耐受手术的高度可疑肿瘤患者可以采取放疗、化疗或联合治疗来提高对疾病的控制率，但这需要尽可能确定诊断，明确病理诊断。对于空洞性病变，通常由肿瘤或感染引起，影像学资料一般能够区分这两种诊断，但活检有助于提供细菌学材料并指导后续的治疗。

2．*无原发肿瘤证据的肺部多发结节* 许多良性病变，包括类风湿结节、肉芽肿性疾病、韦格纳肉芽肿病或免疫功能低下患者的感染（特别是真菌），在肺部影像学检查中会显示为多发的肺部结节，这部分患者可通过穿刺活检进行诊断。如果多发性结节的大小不同，则最可能是恶性病变，如果已知患者已有原发肿瘤，活检不可能改变假定的转移诊断，但是，如果初始治疗后肿瘤的缓解时间长短不一或患者有多于一种原发性恶性肿瘤的病史，则有必要再次进行活检以明确病变的性质。

3．*肺部局灶性渗出病变* 肺部穿刺活检能够获取影像学显示持续时间较长的渗出性病变组织，对于那些无法通过血液、痰液或肺灌洗液明确诊断的患者，应进行组织培养，明确病变性质。此外，某些特殊类型的肺癌也会表现为渗出性改变为主的病变。

4．*肺门部病变* 在 CT 引导下，根据操作者的经验，可以成功地对肺门部病变进行穿刺活检。有文献显示，肺门部穿刺活检术的成功率与纤支镜检或手术相似。

二、CT 引导下经皮肺穿刺活检的禁忌证

（一）绝对禁忌证

1. 严重心肺功能不全（如严重肺动脉高压）[7,8] ①所有的患者必须在穿刺前行心、肺功能检查；② FEV_1<35% 的患者不应进行经肺穿刺活检；③术前的肺功能评估应与呼吸内科医师共同进行。

2. 不可纠正的凝血功能障碍 [9] ①术前应明确查 PT、APTT 及血小板计数（C 类证据）；②血小板计数 <10×10^9/L；③ PT 或 APTT 延长超过 1.4 倍；④在上述情况下，应与血液科医师共同评估穿刺风险。

（二）相对禁忌证

1. 解剖或者功能上的孤立肺 [10]。
2. 穿刺路径上有明显的感染性病变 [11]。
3. 肺大疱、慢性阻塞性肺疾病、肺气肿、肺纤维化 [12]。
4. 机械通气（呼吸机）。

（三）具体解读

1. 凝血功能　通常来说，由于穿刺过程中出血导致的患者死亡并不常见，肺局部出血的比率在 5% ～ 16.9%，术后的咯血在 12.5% ～ 25%，但是 95% 以上可以通过内科治疗得到有效控制，极少需要进行外科手术止血。部分特定的患者其出血风险会明显增高，包括尿毒症、肺动脉高压、凝血功能障碍及血小板减少患者。在进行经皮胸部穿刺活检前，文献中没有关于常规凝血研究价值的具体指导。许多研究发现，在详细的临床检查基础上，对凝血药进行术前筛查是不必要的。然而，在这些情况下，手术和活组织检查是在直接视觉下进行的，而在经皮胸部穿刺活检中并非这样。在缺乏具体证据的情况下，应该进行常规的凝血功能检查，以尽量减少手术的风险。根据英国胸科学会关于支气管镜检查的指导方针，建议在进行经皮肺活组织检查之前，应检查血小板计数、凝血酶原时间（PT）和活化部分凝血活酶时间（APTT）。

在活组织检查之前，没有“安全”的凝血功能的确切定义。在纤支镜检查中，血小板计数低于 5×10^9/L（50 000/ml），已被证明与出血的显著风险有关。文献报道的观点认为，PT 或 APTT 比率超过 1.4 倍，血小板计数低于 10×10^9/L（100 000/ml），应作为进行有创操作的相对禁忌证。

如果患者服用口服抗凝血剂，在进行穿刺前应停止口服抗凝血治疗，并根据患者接受抗凝治疗的血栓风险测量 INR，值得注意的是，在停用华法林以后，INR 通常需要 4d 的时间才能达到 1.5，因此，在进行经皮胸部穿刺活检之前至少 4d 内停止口服抗凝剂，目前没

有足够的证据支持在穿刺前应停止服用抗血小板药物，但亦有研究者认为应在活检术前停用抗血小板药物[13]。

2．肺功能 CT 引导下经皮胸部穿刺活检最常见的并发症为气胸，特别是对于因吸烟引起的肺气肿患者，气胸发生的概率更高，因此有必要进行穿刺前的肺功能评估。多项研究已经证实 FEV_1 与气胸的发生概率相关。由于肺部疾病住院期间偶尔发现肺部结节的患者，在进行经皮肺穿刺活检期间，应该由呼吸内科医师评估其肺部病情是否已经稳定，特别是呼吸衰竭患者，不应进行活检。

（张瑞光　尹中元）

参考文献

[1] Gounant V, Khalil A, Créquit P, et al. 2014 update on non-small cell lung cancer (excluding diagnosis). Diagn Interv Imaging, 2014, 95:721-725.

[2] Rivera M P, Mehta A C, Wahidi MM. Establishing the diagnosis of lung cancer: diagnosis and management of lung cancer, 3rd ed: American College of Chest Physicians evidence-based clinical practice guidelines. Chest, 2013, 143: e142S-65S.

[3] Zacharopoulos G, Adam A, Ind P. The positive bronchus sign in patients with known lung cancer. Eur J Radiol 1990, 10: 130-133.

[4] Gaeta M, Pandolfo I, Volta S, et al. Bronchus sign on CT in peripheral carcinoma of the lung: value in predicting results of transbronchial biopsy. AJR Am J Roentgenol 1991, 157: 1181-1185.

[5] Remmelink M, Sokolow Y, Leduc D. Techniques and strategy of pathological sampling in the diagnostic and therapeutic management of lung cancer. Rev Mal Respir, 2015, 32: 381-393.

[6] Manhire A, Charig M, Clelland C, et al. Guidelines for radiologically guided lung biopsy. Thorax, 2003, 58:920-936.

[7] Cox J E, Chiles C, McManus C M, Aquino SL, Choplin RH. Transthoracic needle aspiration biopsy: variables that affect risk of pneumothorax. Radiology, 1999, 212:165-168.

[8] Geraghty P R, Kee S T, McFarlane G, et al. CT-guided transthoracic needle aspiration biopsy of pulmonary nodules: needle size and pneumothorax rate. Radiology, 2003, 229:475-481.

[9] Malloy P C, Grassi C J, Kundu S, et al. Consensus guidelines for periprocedural management of coagulation status and hemostasis risk in percutaneous image-guided interventions. J Vasc Interv Radiol, 2009, 20:S240-249.

[10] Kuban J D, Tam A L, Huang S Y, et al. The effect of needle gauge on the risk of pneumothorax and chest tube placement after percutaneous computed tomographic (CT)- guided lung biopsy. Cardiovasc Intervent Radiol , 2015, 38: 1595-1602.

[11] Böcking A, Klose K C, Kyll H J, Hauptmann S. Cytologic versus histologic evaluation of needle biopsy of the lung, hilum and mediastinum. Sensitivity, specificity and typing accuracy. Acta Cytol, 1995, 39:463-471.

[12] Klein J S, Salomon G, Stewart E A. Transthoracic needle biopsy with a coaxially placed 20-gauge automated

cutting needle: results in 122 patients. Radiology, 1996, 198:715-720.

［13］Patel I J, Davidson J C, Nikolic B, et al. Consensus guidelines for periprocedural management of coagulation status and hemostasis risk in percutaneous image-guided interventions. J Vasc Interv Radiol, 2012, 23:727-736.

第2章　CT引导下经皮肺穿刺活检路径规划

第一节　影响胸部肿瘤穿刺路径规划的基本要素

影响胸部肿瘤穿刺活检成功的要素有很多，其中穿刺路径的规划是决定穿刺成功与否的重要环节，进针路径规划不合理不仅影响活检的效果，同时亦可直接导致穿刺风险的增加，对患者造成不必要的损伤。根据以往发表的文献，并结合我院开展该项工作的一些经验，我们总结了以下5个方面的基本要素，为穿刺活检术前规划进针路径提出了部分评估参考指标和内容。

一、术前/术中充分的影像学评估

胸部肿瘤经皮肺穿刺活检术的影像引导方式多样，包括X线透视、锥形束CT、CT或CT透视、超声及MRI等。CT具有很高的空间分辨率和密度分辨率，为应用最广泛的方式，本书主要从CT影像引导的角度进行探讨。

对于即将行CT引导下经皮肺穿刺活检的患者，术前常规行增强CT扫描，且层厚不超过5mm，以充分了解肿块的位置、大小、与周围血管等器官间关系，在纵隔窗、肺窗下反复观察，规划穿刺路径的最佳层面。一般从胸壁到病灶最短距离为进针穿刺点，同时需结合术中实时CT影像，尽量避开气肿区、肺大疱、叶间裂、大血管，以及增强CT影像上异常强化增粗的血管影，选择最为合理的肋间隙进针。由于穿刺活检体位常常与术前增强CT扫描的体位不一致，因此术中仍需进行影像评估。患者在穿刺术中需反复多次行CT扫描（扫描次数受术者的经验、水平影响较大），不断评估针道方向、针尖与肿块的位置关系，为下一步调整进针方向进行重新评估。

二、机体要素

1. *胸壁血管*　丰富的肿瘤供血是导致穿刺活检肺内出血/咯血的一个常见因素，而胸壁血管，则是导致穿刺过程浅表出血，甚至是胸膜腔内出血的重要原因，主要包括肋间动静脉、胸廓内动静脉及锁骨下动脉。穿刺前充分的影像学评估和对解剖位置的熟悉可减少该项因素带来的出血风险。肋间血管的走行具有一定的规律，第 1、2 肋间隙的动脉来自锁骨下动脉的分支肋颈干，第 3 ～ 11 肋间隙的动脉来自肋间后动脉，肋间后动脉起自胸主动脉，有同名静脉和肋间神经伴行。肋间后动脉在肋角附近向下分出较小一支（下支），沿下一肋上缘向前走行，本干又称上支，循肋沟继续前行。因此，从背部进针活检时要求穿刺针一般从肋骨上缘进针，避免损伤肋间后动脉主干及其较大的分支（上支）。胸廓内动静脉血管又称内乳血管，胸廓内动脉自锁骨下动脉第一段椎动脉起始处发出，向下入胸腔，走行于第 1 ～ 7 肋软骨后方（距胸骨外侧缘 1.5cm 处）；胸廓内静脉，与胸廓内动脉伴行，注入头臂静脉。约 20%的患者在内乳区会出现三条内乳血管（一条动脉，两条静脉）[1]。从前胸壁胸骨旁进针时，应注意对胸廓内动静脉的识别与保护，勿损伤该血管，以免出现血胸，危及患者生命。上肺叶，特别是肺尖区肿块，从前胸壁进针往往无法完全避开锁骨下动静脉血管的走行区域。为了绝对避免对锁骨下动脉的损伤，常需要强行从背侧进针（图 2-1）。虽然在普通 CT 图像中不难将其三组血管分辨出来，但仍然值得术者关注。穿刺过程中，操作人员需反复复习 CT 影像学，从 5mm 层厚 CT 扫描片上面避开上述胸壁内血管。

2．*呼吸运动*　肺下叶肿物活动度受呼吸活动的影响较肺上叶病灶更为明显。既往对于下肺叶病灶的穿刺，部分采用屏息的方式，但是研究显示屏息对于横膈位置的再现性无明显影响，因此实际临床操作中，可根据针尖与穿刺靶结节的位置关系，通过呼吸节律和穿刺针的调整来进一步规划下一步穿刺进针的方向（将在后续章节进行详细讲述）。

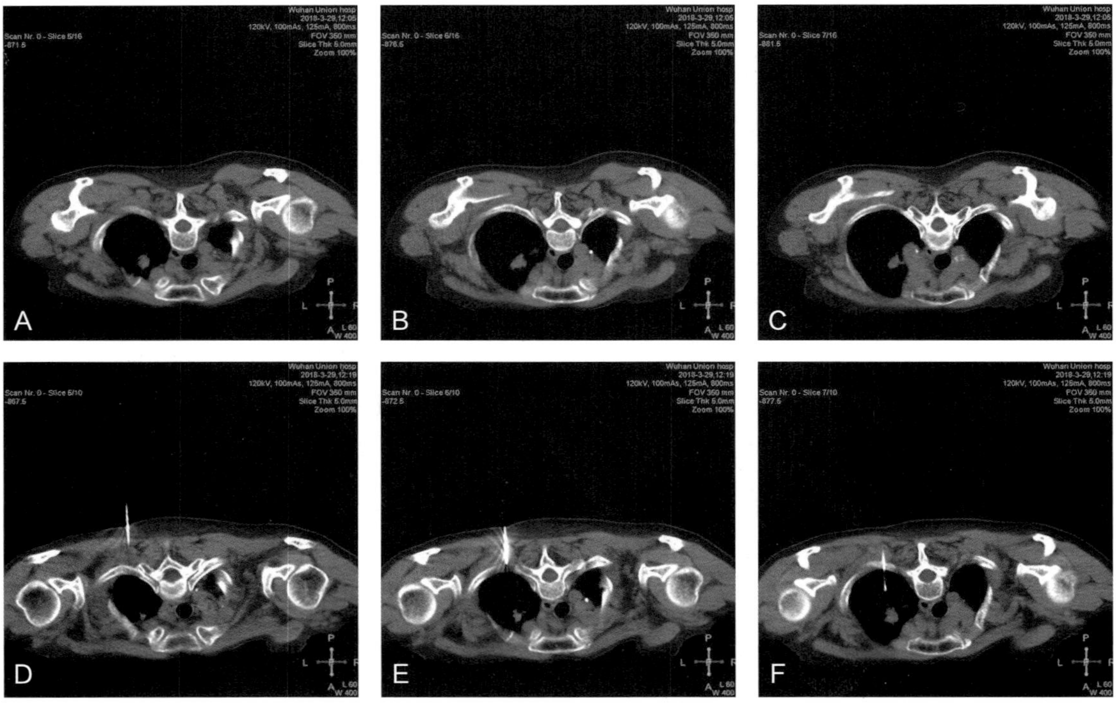

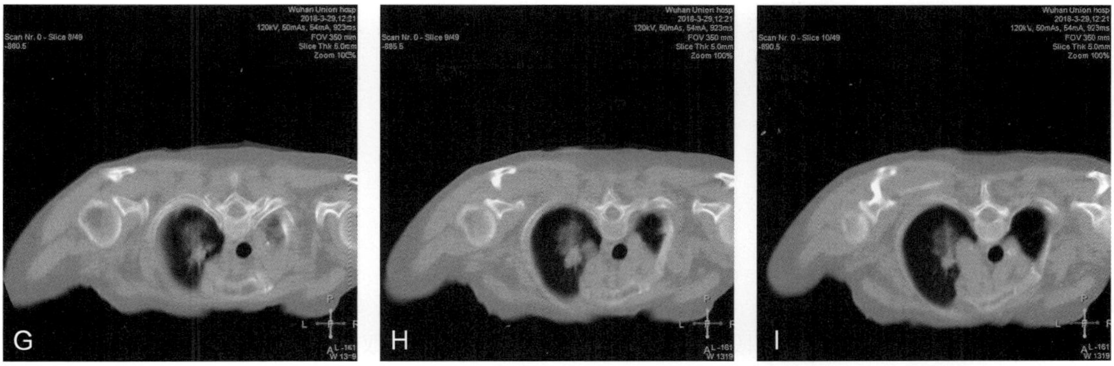

图 2-1　CT 可见左肺上叶尖段病灶，靠近前胸壁，但仰卧位穿刺进针路径受到锁骨下血管区、左侧胸肋关节以及肋骨的阻挡，只能选取俯卧位完成穿刺活检。A ~ C. 显示的是患者俯卧位定位时的 CT 影像。D ~ F. 显示的是同轴穿刺针进针的实时影像。G ~ I. 显示的是穿刺活检完成后，拔除同轴穿刺针并再次进行 CT 扫描的实时影像，由于进针路径较长，可见沿针道周围较为明显的肺内出血。病理结果示：(左肺)浸润性腺癌，腺泡状生长方式为主。EGFR 19 号外显子 19_del、21 号外显子 L858R 检测位点突变

3．*心脏的运动*　左肺舌叶靠近左心室及肺动脉干，因此对于舌叶病灶的穿刺的过程中，穿刺路线需尽量避开心肌及冠状动脉以减少损伤的概率。

4．*肺内及胸腔大血管*　进针过程中尽量避开肺内血管，并与大血管成一定角度，缓慢进针，尽量避免伤及大血管等意外的发生（图 2-2）。

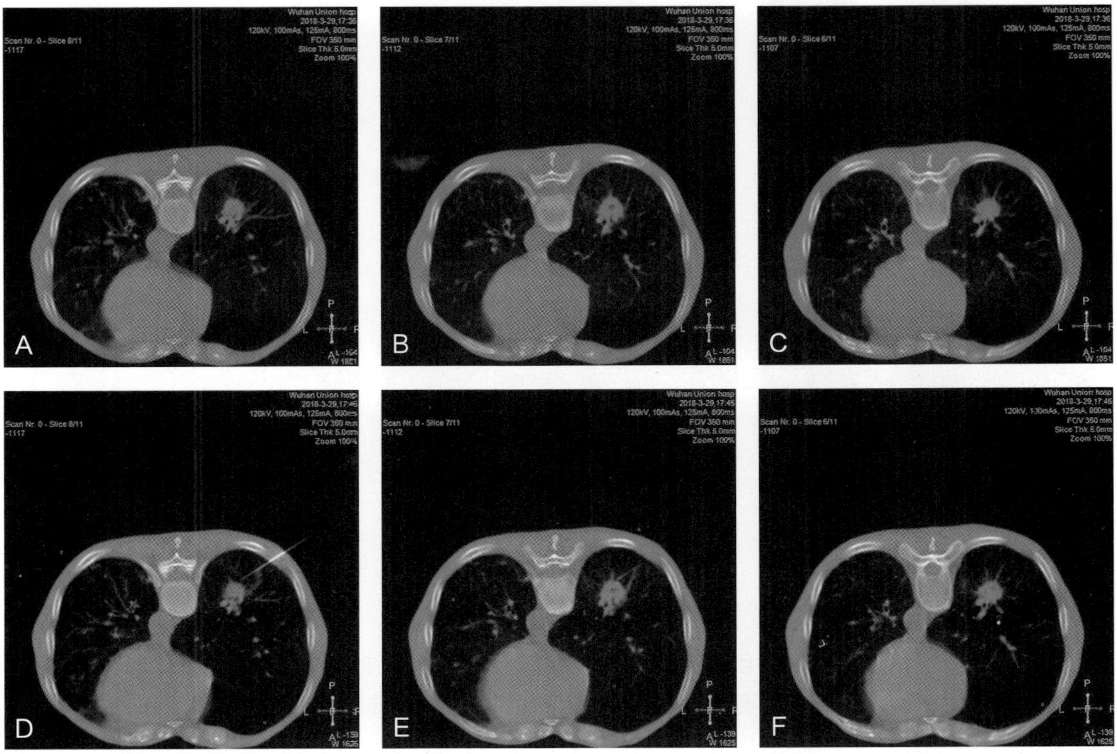

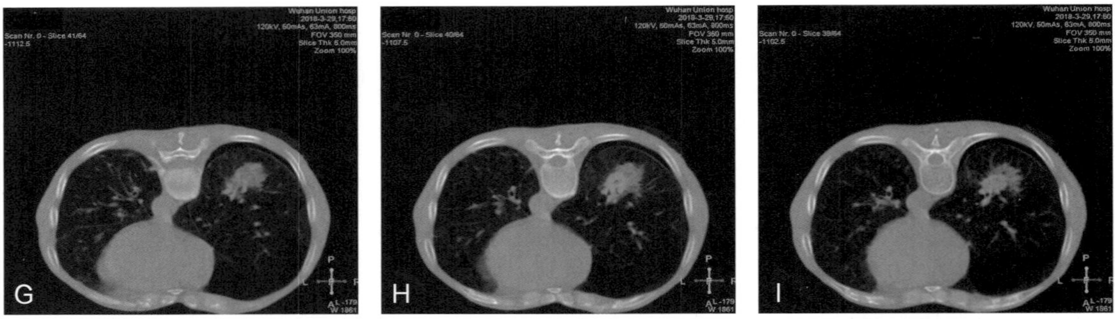

图 2-2　CT 可见右肺下叶后基底段占位，肿瘤距离后胸壁较近，选取俯卧位进行穿刺活检。A ~ C. 显示的是患者进行穿刺活检前定位的实时 CT 影像，肿瘤的腹侧可见数根较为粗大的血管影，如选取进针路径较短的椎体旁进针，肿瘤腹侧的血管则位于活检取材方向的远端，有可能会损伤到该区域的血管。D ~ F. 显示的是实时的穿刺活检进针影像。我们选取了较远的进针路径，但最大限度地保护了肿瘤腹侧较为粗大的血管。G ~ I. 显示的是拔除穿刺针后复查的 CT 影像，仅见肿瘤表面少量出血征象，未见肿瘤腹侧血管区出血，未见气胸。病理结果示：(右肺) 鳞状细胞癌

5. 肺气肿区 / 肺大疱　既往研究提示肺气肿区 / 肺大疱为穿刺导致气胸的高危因素[2,3]，因此对于年龄大、肺功能不佳合并肺气肿 / 肺大疱的患者，穿刺路径规划过程中需尽量避开肺气肿 / 肺大疱的高危区域（图 2-3）（将在后续的并发症章节进行详细阐述）。

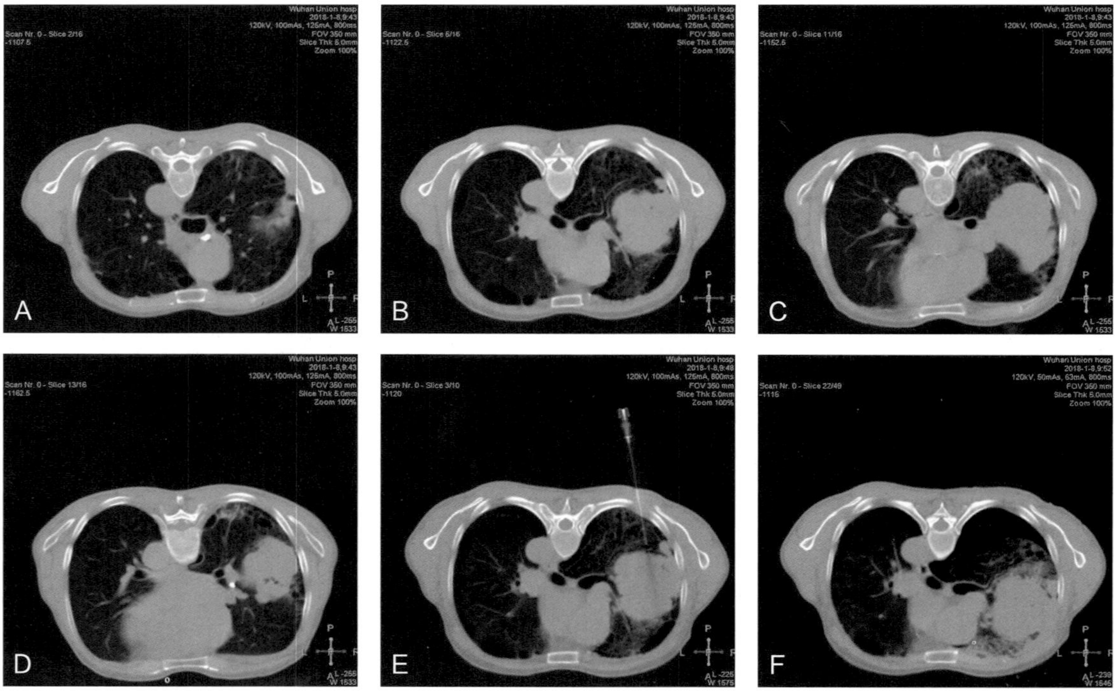

图 2-3　CT 可见右肺跨叶生长的巨大肿块，双肺均可见明显的肺气肿及肺大疱。A ~ D. 显示的是穿刺活检定位的 CT 影像，可见肿块腹侧及背侧肺叶均有明显肺大疱。E. 显示的是穿刺活检进针的实时 CT 影像，可见同轴穿刺针穿过了肺大疱区域。F. 拔除穿刺针后再次 CT 扫描的影像，可见明显的气胸。病理结果示：(右肺) 鳞状细胞癌

6. 叶间裂　既往文献提示[3,4]，尽管使用小口径的穿刺枪，穿刺损伤叶间裂仍有很高的气胸发生率。因此如果穿刺进针路径必须经过叶间裂，需反复向患者及其家属告知气胸的风险。并需进一步对患者肺功能等相关机体因素进行评估，以尽量减少穿刺后气胸对患者的危害（图 2-4）。

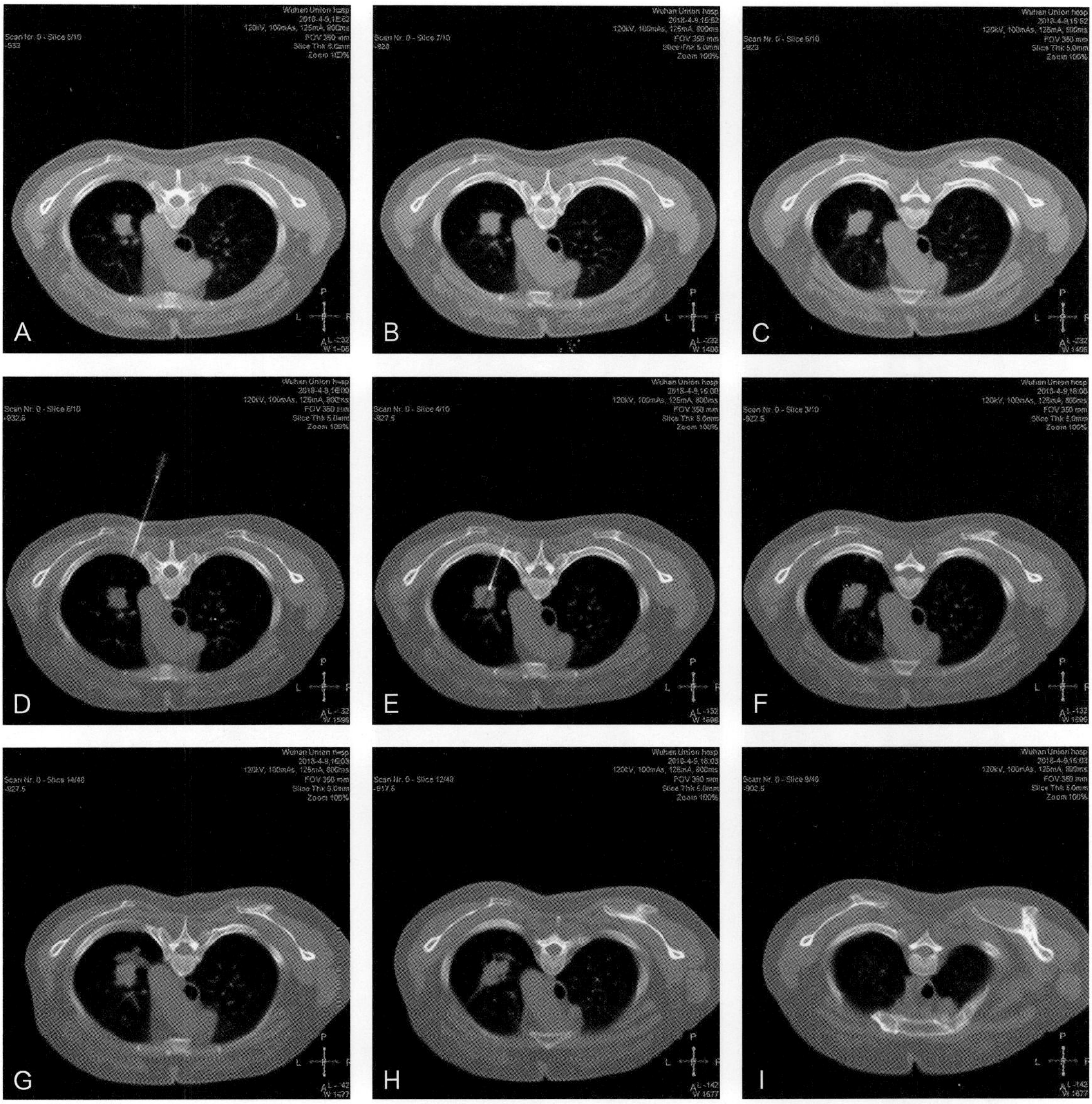

图 2-4　CT 可见左肺上叶后段肿块，紧邻斜裂，仰卧位时靠近后胸壁，如仰卧位穿刺活检进针路径较长，肺内出血风险较高，且需要穿过患者左侧乳腺组织，故选择俯卧位进行穿刺活检。A ~ C. 显示的是穿刺活检的定位 CT 影像，预设穿刺路径需经过左侧斜裂。D ~ F. 显示的是穿刺活检进针的实时影像，同轴穿刺针经过斜裂到达肿块表面。G ~ I. 显示的是拔除同轴穿刺针后复查的 CT 影像，可见少量气胸及肺内出血。病理结果示：（左肺）浸润性腺癌。EGFR 19 外显子 19_del 突变

7. 阻塞性肺不张　肿瘤所致支气管堵塞时常出现阻塞性肺不张，常合并局部实变，需结合术前增强 CT 及 MRI，有条件可行 PET/CT，明确肿瘤位置与实变位置的分界。同时，穿刺路径规划过程中，可从肺不张 / 肺实变区域中穿过，减少对正常通气的肺组织及血管的损伤，降低气胸及出血 / 咯血的发生风险（图 2-5）。

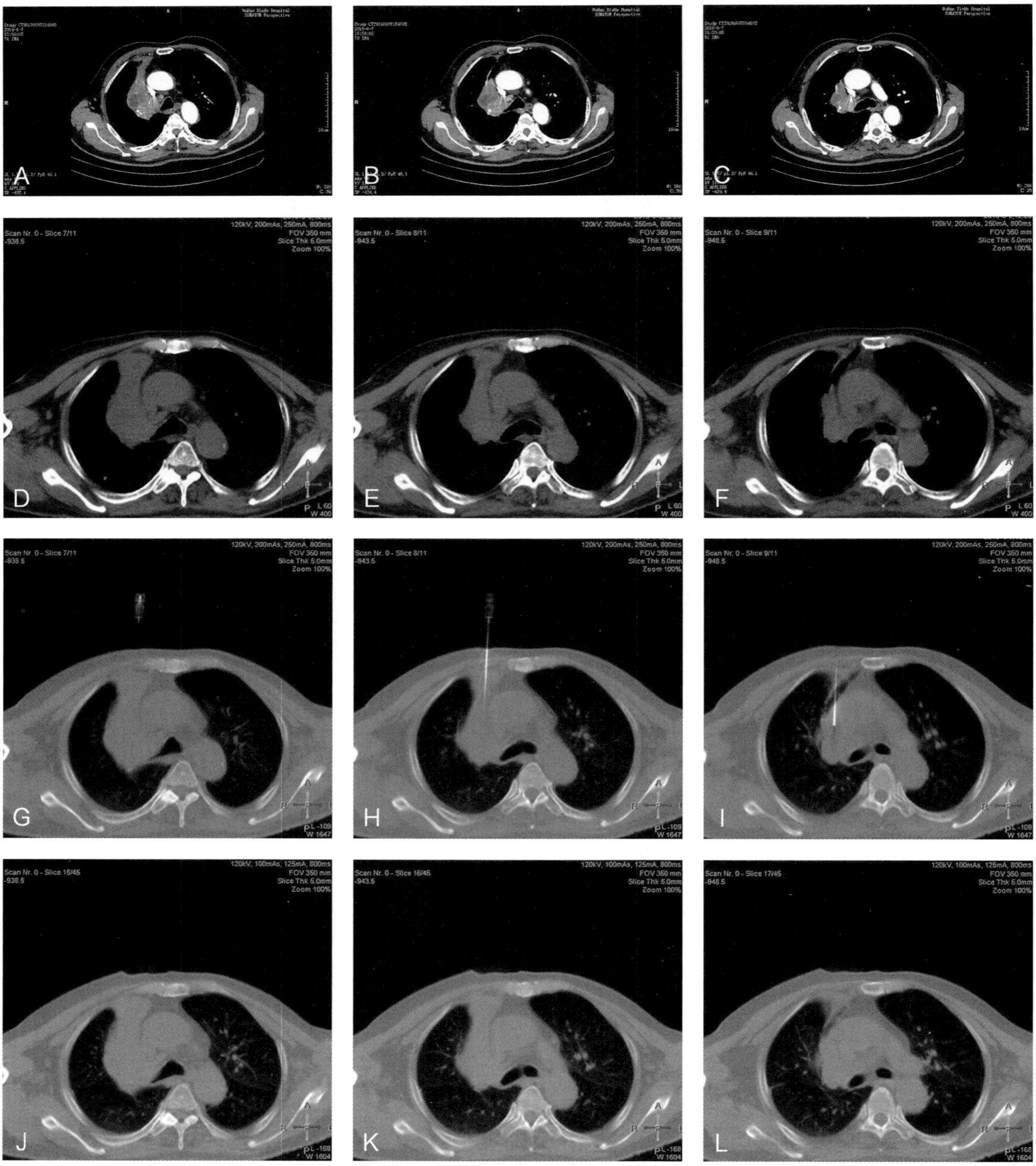

图 2-5　A ～ C. 显示为右肺上叶近肺门处肿块，明显强化，合并右肺上叶前段不张。D ～ F. 显示为穿刺活检的定位 CT 影像。G ～ I. 显示为穿刺活检进针的实时 CT 影像，可见同轴穿刺针由右侧胸骨旁进针，避开右侧胸廓内动静脉血管，经由肺不张区域到达右肺门区肿块。J ～ L. 显示为拔除同轴穿刺针后复查的 CT 影像，未发生出血及气胸。病理结果显示为：（右肺）鳞状细胞癌

8．胸膜粘连、胸腔积液　规划穿刺路径时，若存在胸腔积液、胸膜粘连等情况，可从胸腔积液、胸膜粘连处进针，尽量减少对正常肺组织的损伤，降低气胸的发生率（图 2-6）（将在后续章节进行详细讲述）。

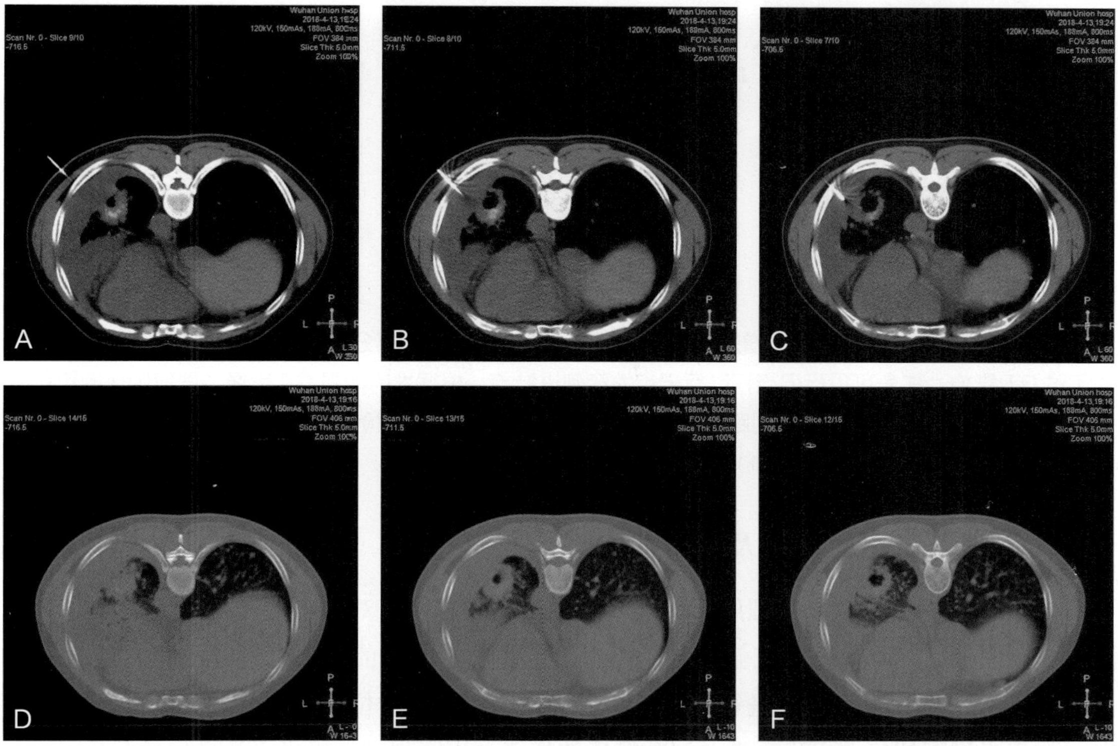

图 2–6　CT 可见左肺下叶外基底段空洞型肿块，合并胸腔积液。A ～ C. 显示为穿刺活检进针的实时 CT 影像，同轴穿刺针经左侧后方胸壁进针，沿空洞壁的切线方向，走行于胸腔积液内，到达肿块表面活检。D ～ F. 显示为拔除同轴穿刺针后复查的 CT 影像，未发生出血及气胸，空洞内未见明显液平。病理提示：（左肺）浸润性腺癌

三、肿瘤相关因素

1．肿瘤位置　穿刺肿块的位置对于穿刺路径的规划具有决定性作用。周围型肺癌穿刺进针的过程中，需尽量从胸膜离肿瘤较远处进针，以使穿刺针有一定正常肺组织包裹。中央型肺癌或纵隔淋巴结穿刺进针过程中，需结合上述机体因素反复考虑进针时机及角度，缓慢进针，避开大血管、叶间裂、肺大疱、变异血管、空洞等相关可能导致严重不良反应的不利因素。对于隆突下等特殊部位肿块或淋巴结的穿刺路径的规划，可采取俯卧位，从椎旁间隙进针，尽量避开肺组织损伤。

2．肿瘤大小　对于较大的肿瘤，因肿瘤中心部常会出血坏死，特别是增殖快的肿瘤例如小细胞肺癌，因此术前需仔细阅读增强 CT 影像，区分肿瘤活性区域与坏死区域，避开坏死区取材，以提高活检的阳性率，避免假阴性结果的出现（图 2-7）。若有条件可行 PET/

CT，穿刺路径规划中尽量避开中心坏死区域，于肿瘤组织周围区域行活检，提高穿刺组织病理阳性检出率。

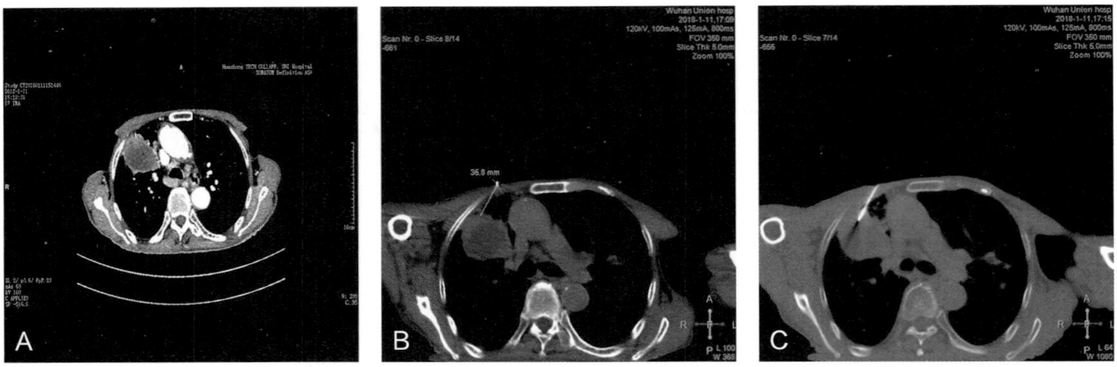

图 2-7　A. 右肺上叶前段肿块，增强 CT 扫描可见中央低密度区，部分肿瘤坏死；B. 显示穿刺活检定位的实时 CT 影像，体表可见标记点，以标记点为穿刺进针点，根据术前增强 CT 影像，选取肿块周边较高密度区域为取材区域，并预设穿刺路径；C. 显示同轴穿刺针的实时活检影像，准确沿预设穿刺路径进针，到达取材区域。病理结果示：（右肺）鳞状细胞癌伴坏死

四、患者舒适的体位及配合能力

术前向患者沟通并取得理解后，进一步结合相关影像，对患者进行合适的摆位。可选取的体位包括：仰卧、侧卧或俯卧位，根据影像及患者本人的舒适度进行调整。需通过脏层胸膜者可于低流量吸氧下进行穿刺。患者舒适、稳定的体位为穿刺初始的条件。同时术前可对患者进行屏气、平静呼吸及制动能力的训练，为穿刺进行提供更为良好的条件。

五、冲击伤的影响

术中穿刺枪响的过程中对患者的冲击伤害主要位于穿刺针的远端及侧面，因此该区域为冲击伤损伤高危区。穿刺路径规划中需避免高危区存在大血管及肺大疱等不利因素。避免大血管损伤及气胸等意外的发生。

总而言之，穿刺路径规划受多种因素的影响，需从机体、肿瘤等综合因素来进行整体评价规划，以提高穿刺成功率，降低穿刺风险。通过对真实事件进行系统性的回顾性研究，利用单因素、多因素分析系统，总结出本单位进行 CT 引导下经皮胸部肿瘤穿刺活检的相应并发症的危险因素，并加以继续优化，不断提高穿刺活检的水平，同时进一步降低并发症的发生风险。

（刘　涛　尹中元）

参考文献

［1］Westcott J L.Transthoracic needle biopsy of the hilum and mediastinum.J Thorac Imaging, 1987, 2:41-48.

[2] Lee S M,Park C M,Lee K H,et al. C-arm cone-beam CT-guided percutaneous transthoracic needle biopsy of lung nodules:clinical experience in 1108 patients.Radiology, 2014, 271(1): 291-300.
[3] Yin Z, Liang Z, Li P, et al. CT-guided core needle biopsy of mediastinal nodes through a transpulmonary approach: retrospective analysis of the procedures conducted over six years. Eur Radiol,2017:1-7.
[4] Anna Moreland, Eitan Novogrodsky, Lynn Brody, et al. Pneumothorax with prolonged chest tube requirement after CT-guided percutaneous lung biopsy: incidence and risk factors. Eur Radiol, 2016, 26:3483-3491.

第二节　穿刺体位的选择

穿刺体位的选择应服务于穿刺路径的规划。为了完成按规划路径的穿刺活检，降低并发症的发生风险，应选择相应的体位、肢体位，同时应保证患者一定的舒适度，使之能够顺利地配合穿刺活检的实施。常用的体位包括仰卧位、俯卧位、左侧卧位及右侧卧位。常用的肢体位包括双手置体侧及双手交叉抱肘置额头。根据不同的穿刺路径要求，体位和肢体位常常需要进行不同的搭配，使得穿刺活检得以安全、高效的完成。

1．仰卧位　为最常采用的穿刺活检体位之一，主要适用于距前胸壁较近的肿瘤的穿刺活检（图 2-8）。采用仰卧位进行穿刺活检，最大的优势在于患者的舒适度较高，体位重复性较好，可配合完成耗时较长的穿刺活检工作。仰卧位时可采用双手置体侧或双手交叉抱肘置额头的肢体位，可根据术前规划的穿刺进针路径需要灵活选取（图 2-9）。

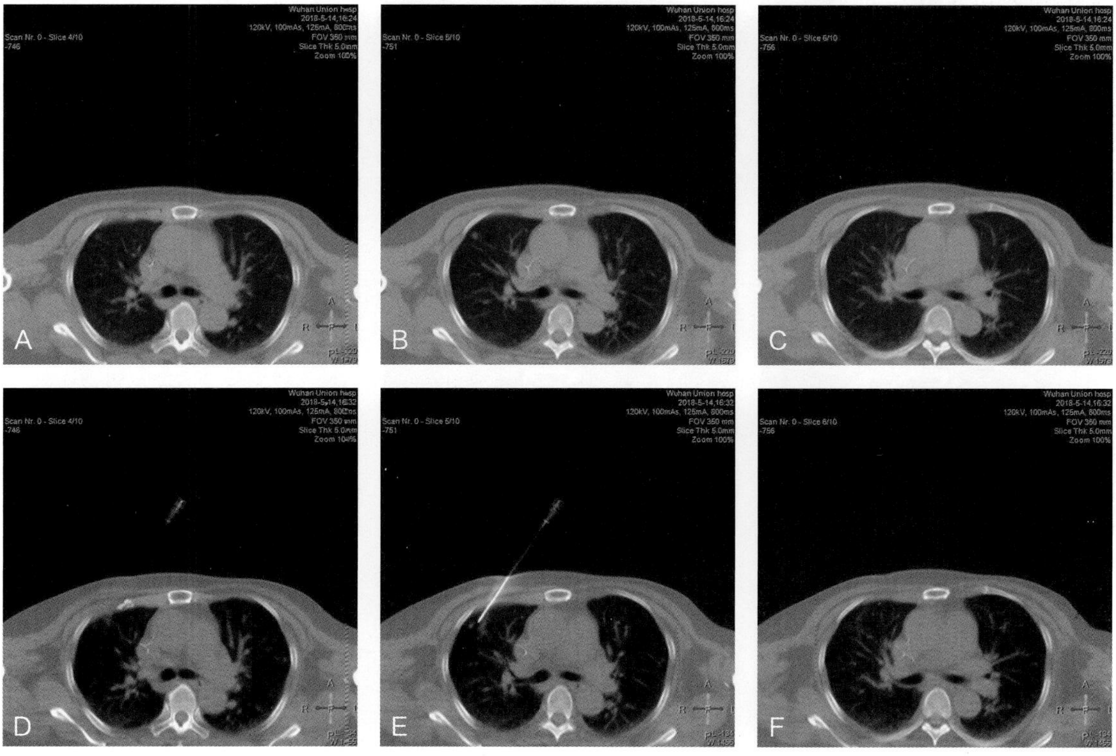

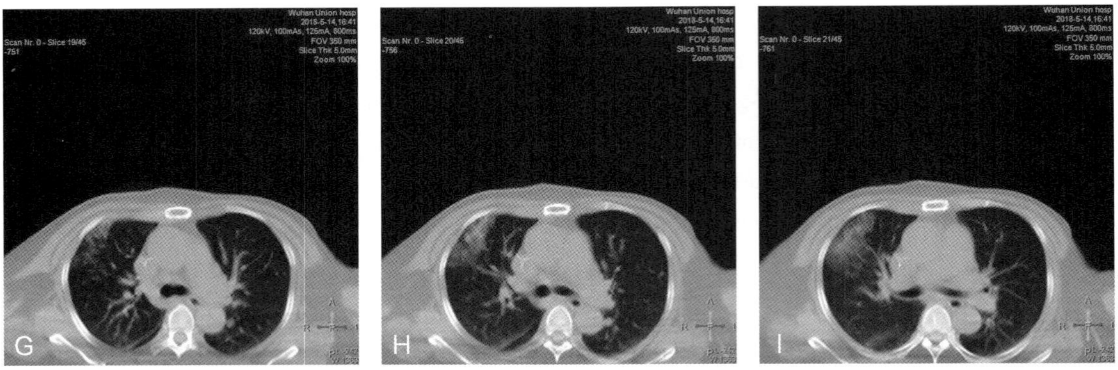

图 2-8　穿刺活检体位——仰卧位

A ～ C. 显示患者右肺上叶前段胸膜下直径 8 ～ 9mm 小结节影，距离前胸壁距离较近，选取仰卧位进行穿刺活检；D ～ F. 显示穿刺活检的实时 CT 影像，同轴穿刺针准确到达靶结节区域并完成活检；G ～ I. 显示完成活检后，再次进行 CT 扫描，可见肺内针道及活检区域明显渗出性改变，未见气胸发生。病理结果示：转移性乳腺癌 ER（+，几乎 100%，强 - 中），PR（+，20%，中等强度），Her-2（2+），Ki_67（LI：70%），TTF-1（-）

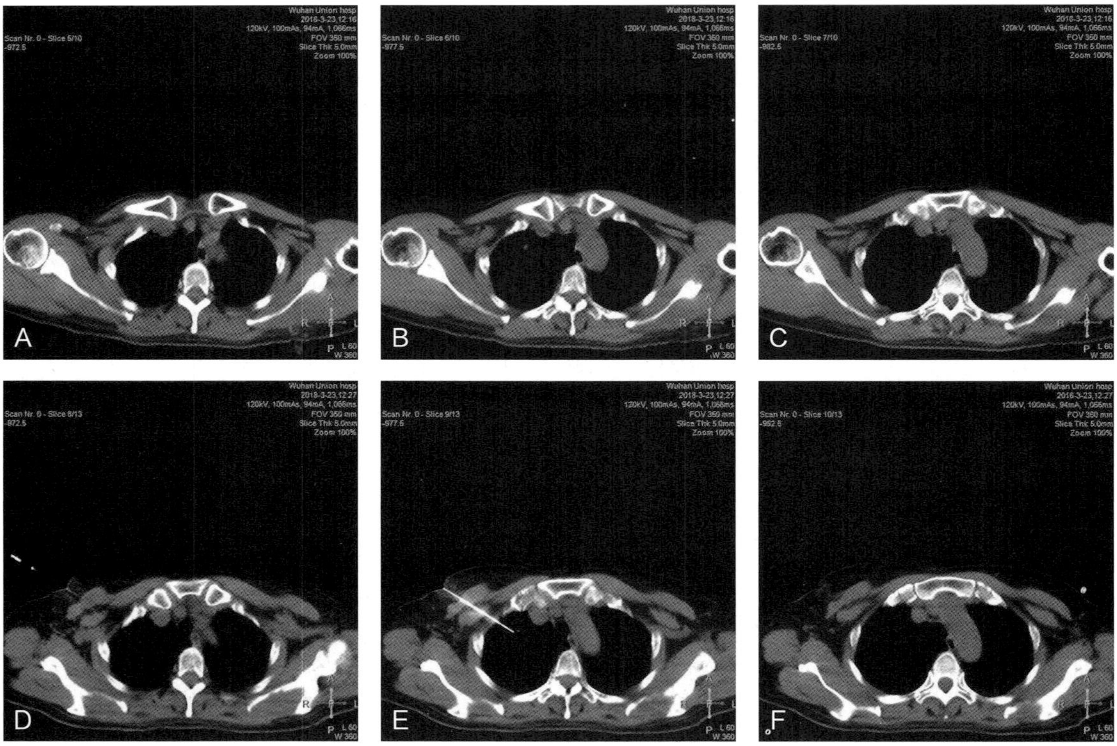

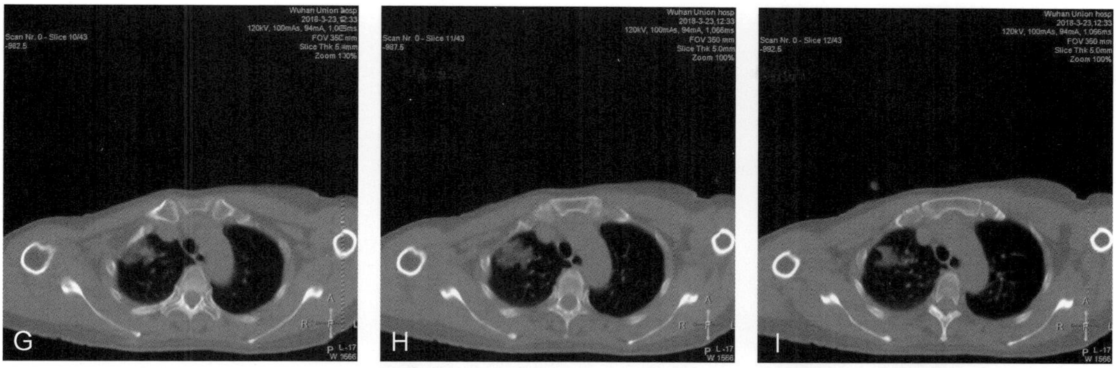

图 2-9　根据术前规划的穿刺进针路径灵活选取

A ～ C. 显示右肺上叶前段直径 8mm 小结节影，仰卧位双手置体侧时，经前胸壁进针则无法完全避开右锁骨下血管区。D ～ F. 显示肢体位改为双手交叉置额头时，锁骨下血管收到上肢的牵拉，上移，从而使穿刺进针路径得以避开锁骨下血管区。G ～ I. 显示拔除同轴穿刺针后再次进行 CT 扫描，可见针道周围及肿块表面少量出血，未见气胸发生。穿刺活检病理示：结核

2．俯卧位　为最常采用的穿刺活检体位之一，主要适用于距后胸壁较近（图 2-10）或为了满足某些特定穿刺路径的肿瘤的穿刺活检（图 2-11）。采用俯卧位进行穿刺活检，患者的舒适度较仰卧位稍差，但体位重复性尚可，术者应充分评估患者的耐受性，特别是对于高龄或体能状况较差的患者，应尽量缩短穿刺活检时间，保证患者能够顺利接受穿刺活检手术。

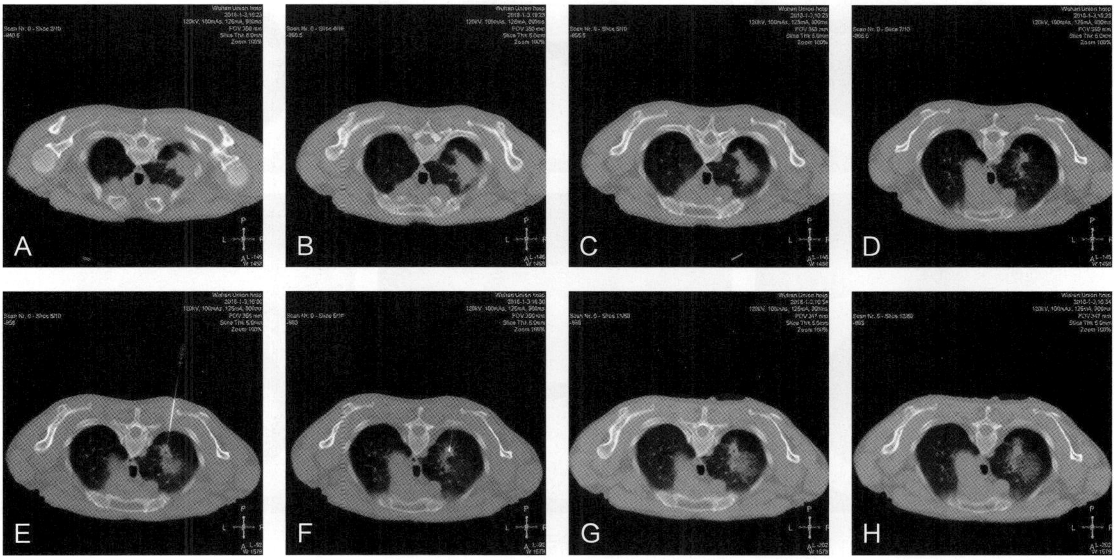

图 2-10　穿刺活检体位——俯卧位

A ～ C. 显示右肺上叶尖后段直径 1.5cm 结节，伴右肺上叶前段分叶状结节，考虑感染性病变，结核可能。因穿刺靶结节靠近后胸壁，故选取俯卧位进行穿刺活检。D ～ F. 显示同轴穿刺针穿刺的实时 CT 影像。G ～ H 显示拔除同轴穿刺针后再次进行 CT 扫描，可见穿刺近端及远端较为明显的肺内出血征象。因肿块较小，全自动活检枪的取材距离固定，导致活检枪击发时击穿肿块，进而损伤到远端的肺内血管，导致远端出血。穿刺活检病理示：肉芽肿性病变，抗酸染色：（－），结核可能性大

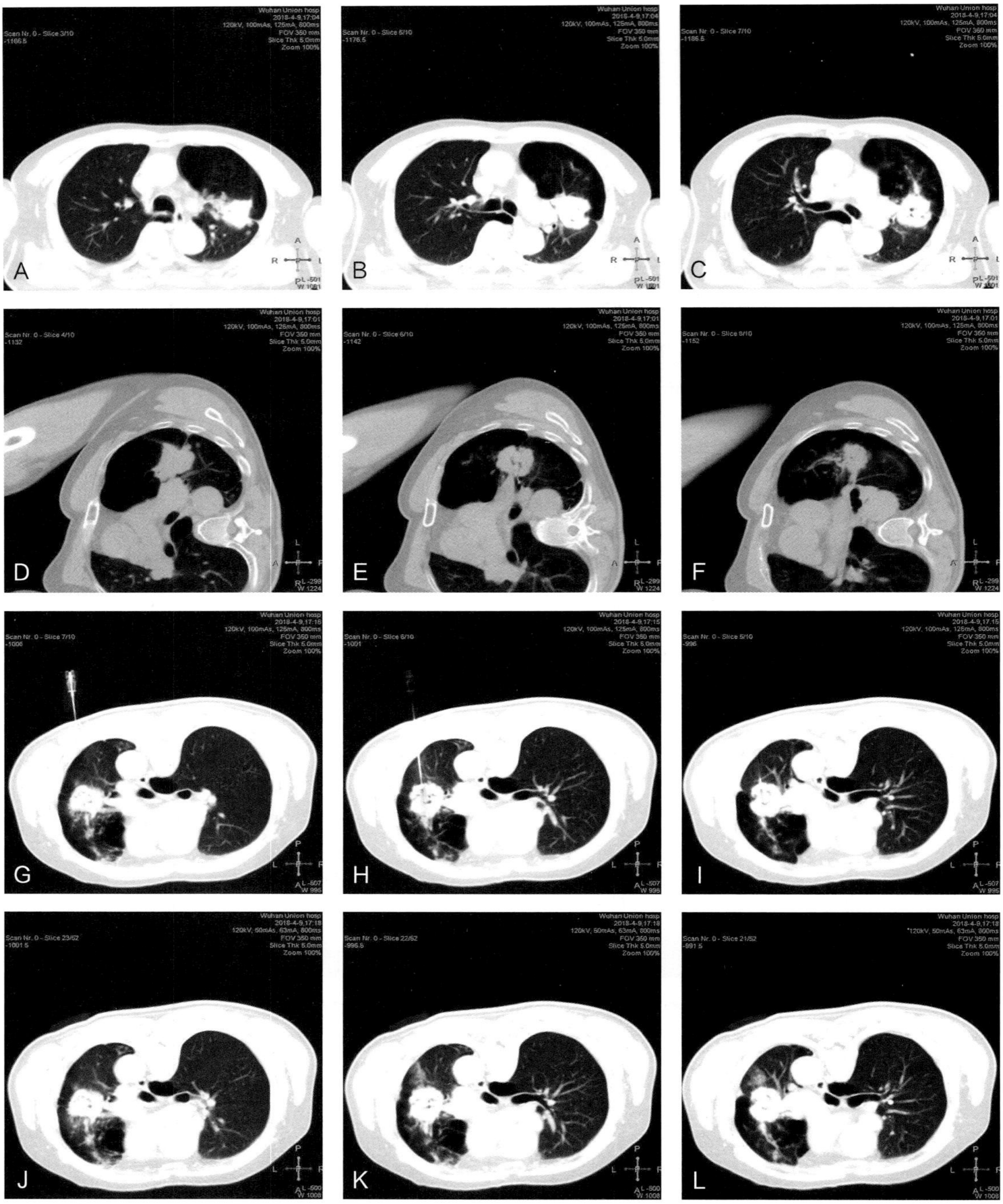

图 2-11　俯卧位穿刺活检

A ～ C. 显示患者左肺跨叶生长肿块，肿块外侧缘靠近侧胸壁，如仅考虑进针路径的长短来规划穿刺路径，本病例可以选择仰卧位，从左侧胸壁进针。或选择右侧卧位，从左胸侧壁进针，D ～ F 所示。但本病例患者合并严重的肺气肿 / 肺大疱，且气肿区和肺大疱主要位于肿块前方腹侧及外侧，故本病例被迫选择俯卧位进行穿刺活检。G ～ I. 显示穿刺活检的实时 CT 影像，患者取俯卧位，从背部进针，避开气肿区及肺大疱，同轴穿刺针到达肿块表面，完成活检。J ～ L. 显示完成活检后，拔除同轴穿刺针，再次进行 CT 扫描，仅见肺内针道少量出血，未见气胸发生。病理结果示：（左肺）浸润性腺癌

3．*左侧卧位*　为经常采用的穿刺活检体位之一，主要适用于距右侧胸壁较近（图 2-12）或为了满足某些特定穿刺路径的肿瘤的穿刺活检（图 2-13）。侧卧位的患者舒适度较仰卧位及俯卧位差，体位的稳定性亦不足，易出现穿刺活检过程中的体位变化，造成穿刺误差。但为了尽量缩短穿刺进针的距离或规避一些重要的结构或器官，侧卧位仍是穿刺活检术中不可或缺的一种体位选择。

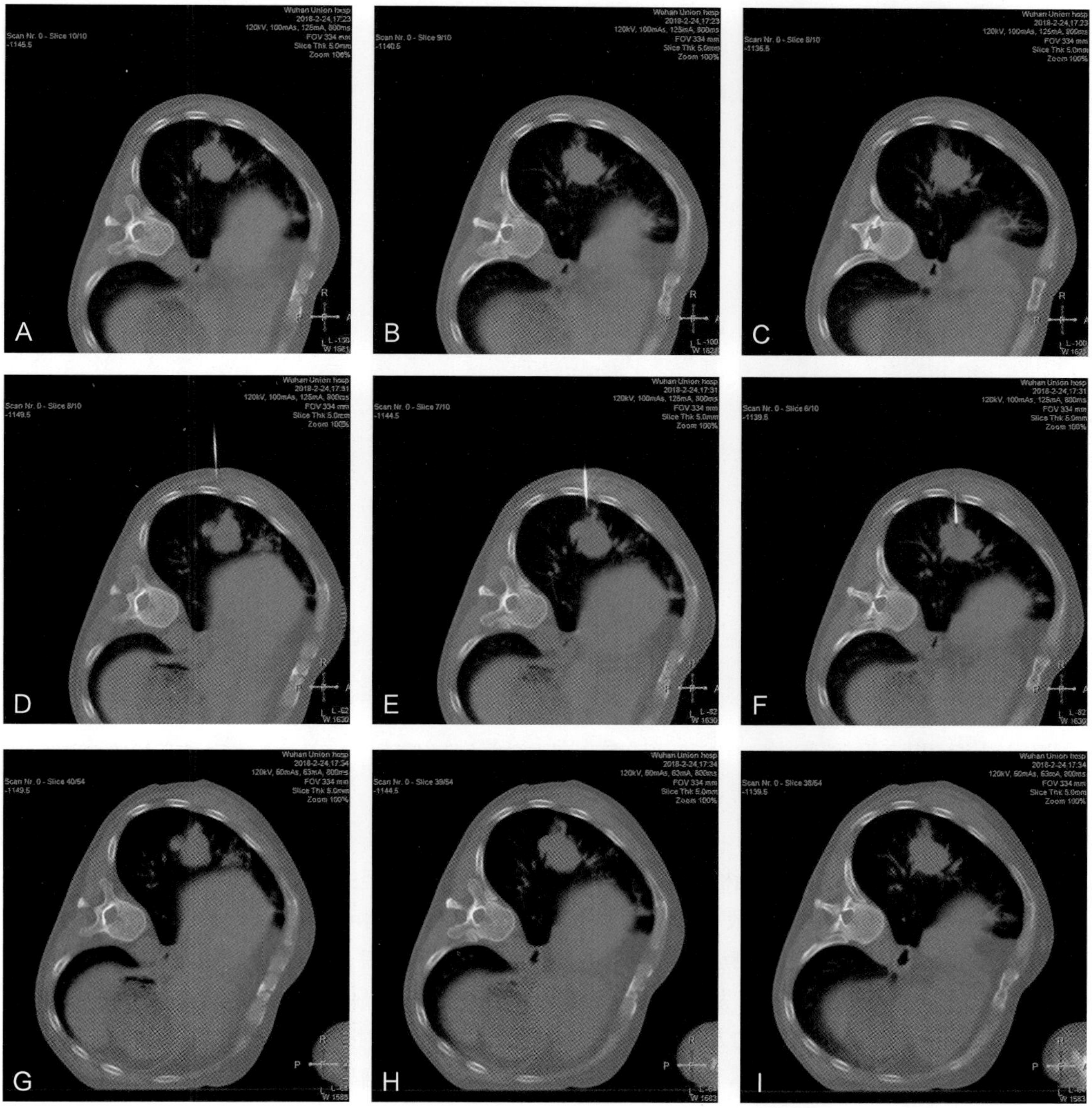

图 2-12　穿刺活检体位——左侧卧位，距右侧胸壁较近

A ～ C. 显示穿刺活检的定位 CT 影像。患者左侧卧位，可见右肺下叶外基底段肿块。D ～ F. 显示为穿刺活检的实时进针影像，从侧胸壁进针，路径最短。可最大限度减少对肺内血管的损伤。G ～ I. 显示为拔除同轴穿刺针后复查的 CT 影像，未见气胸发生，仅有少量瘤体表面出血。病理结果示：（右肺）鳞状细胞癌

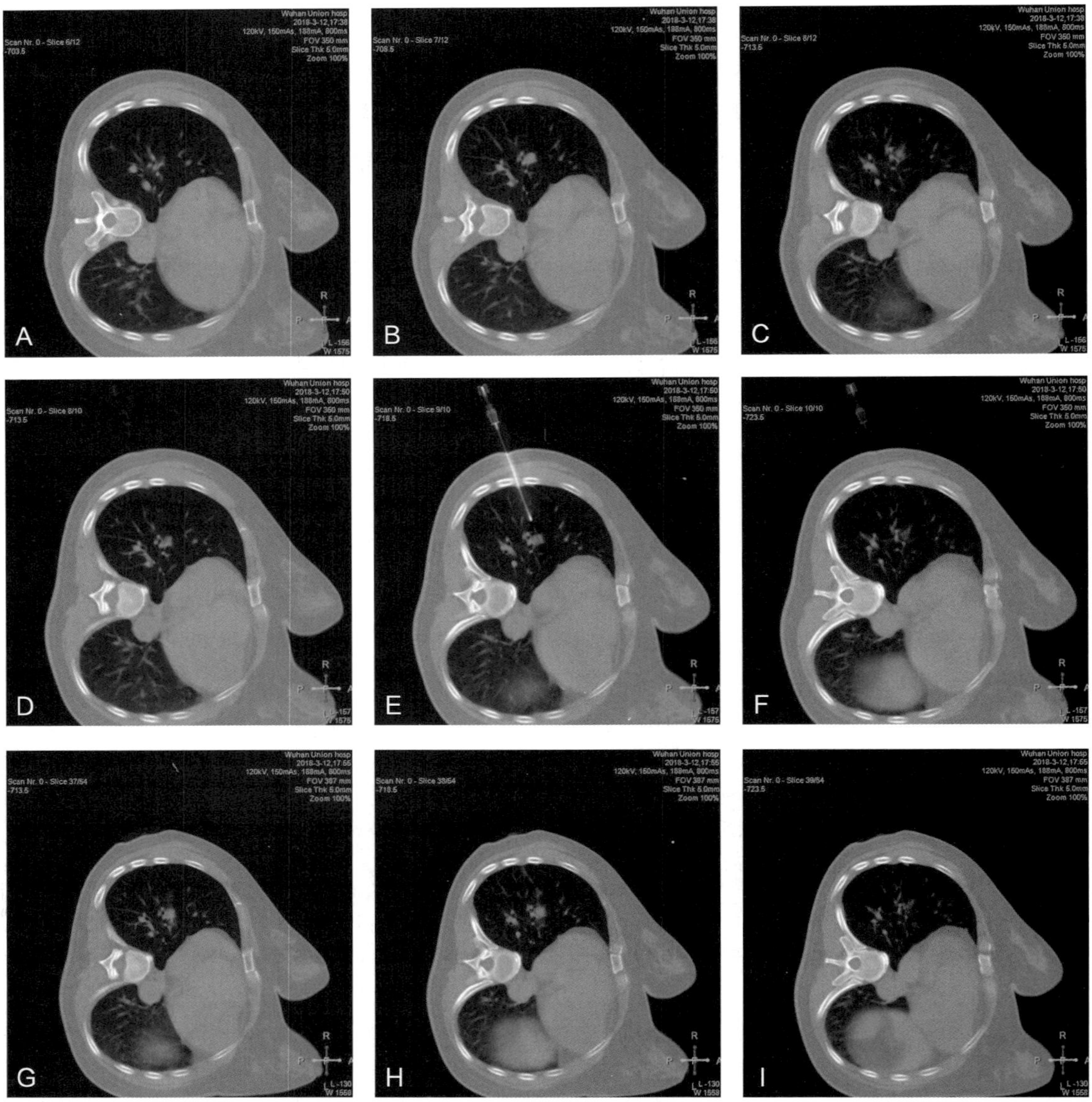

图 2-13　穿刺活检体位——左侧卧位。特定穿刺路径的肿瘤的穿刺活检

A ～ C. 显示患者右肺下叶外基底段小结节影，腹侧可见右肺斜裂，背侧可见外基底段和后基底段分支血管、支气管。如仰卧位活检活检从腹侧进针必然损伤右肺斜裂，如俯卧位穿刺活检从背侧进针则易损伤相应肺内血管及支气管，故选择侧卧位，从右侧胸壁进针穿刺活检。D ～ F. 显示穿刺活检实时进针 CT 影像，尽量选取平行肺内较粗大血管走行的方向进针穿刺，避免损伤血管，同时避免了叶间裂的损伤。G ～ I. 显示拔除同轴穿刺针后复查的 CT 影像，未见明显气胸及肺内出血。病理结果提示：（右肺）浸润性腺癌，实体生长方式为主。EGFR 19 号外显子 19_del 突变

4．*右侧卧位*　为经常采用的穿刺活检体位之一，主要适用于距左侧胸壁较近或为了满足某些特定穿刺路径的肿瘤的穿刺活检（图 2-14）。

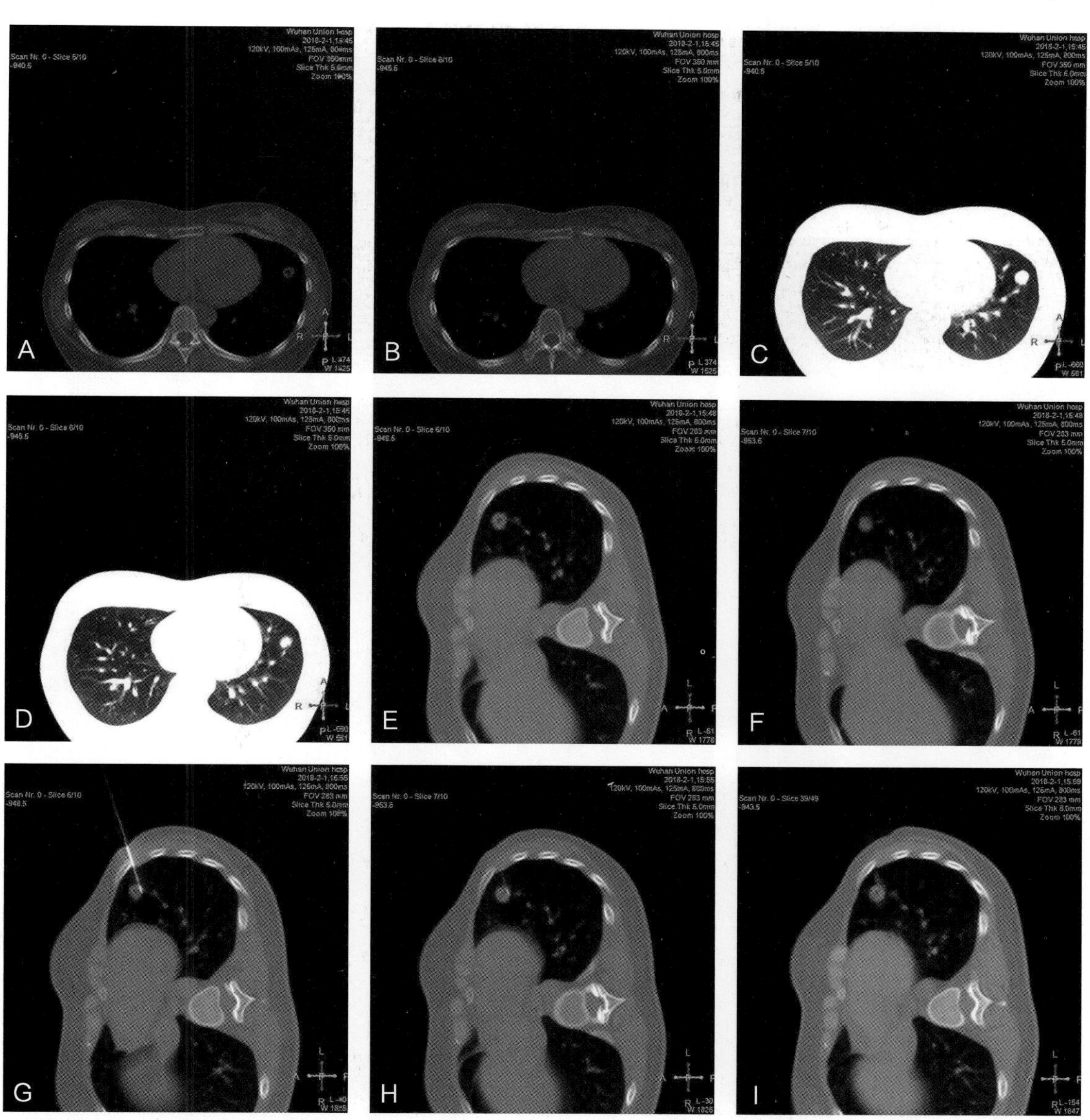

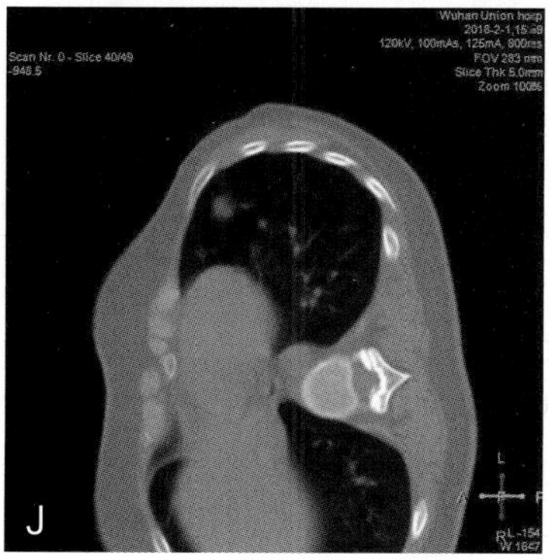

图 2-14　穿刺活检体位——右侧卧位

A ～ D. 显示患者左肺下叶前基底段空洞型结节影，距离前胸壁较近，如选取仰卧位进行穿刺活检从前胸壁进针，无法避开左侧乳腺腺体组织。如选取俯卧位进行穿刺活检从后胸壁进针，则穿刺路径过长，易损伤肺内血管，并有可能出现气胸。E、F. 显示选取右侧卧位进行穿刺活检，由于重力作用，乳腺组织游离至预设针道下方，心脏亦远离了靶结节，增加了操作的空间，提高了安全性。G、H. 显示穿刺活检的实时 CT 影像，避开乳腺组织，同时预留足够的活检空间，并避免垂直于洞壁活检。I、J. 显示拔除同轴穿刺针后复查的 CT 影像，未见明显气胸及肺内出血。病理结果示：（左肺）鳞状细胞癌，非角化型，EBV 阳性，结合病史符合鼻咽来源

5．强迫体位　患者常因肿瘤压迫或疼痛，导致无法按照术前规划路径要求的最佳体位完成穿刺活检，而只能选取患者最为舒适的体位进行穿刺活检操作（图 2-15）。强迫体位也同时对术者提出了更高的要求，要求术者能够根据患者的术中的实际体位规划出最为合理的穿刺路径，并在尽可能短的时间内完成活检取材工作。

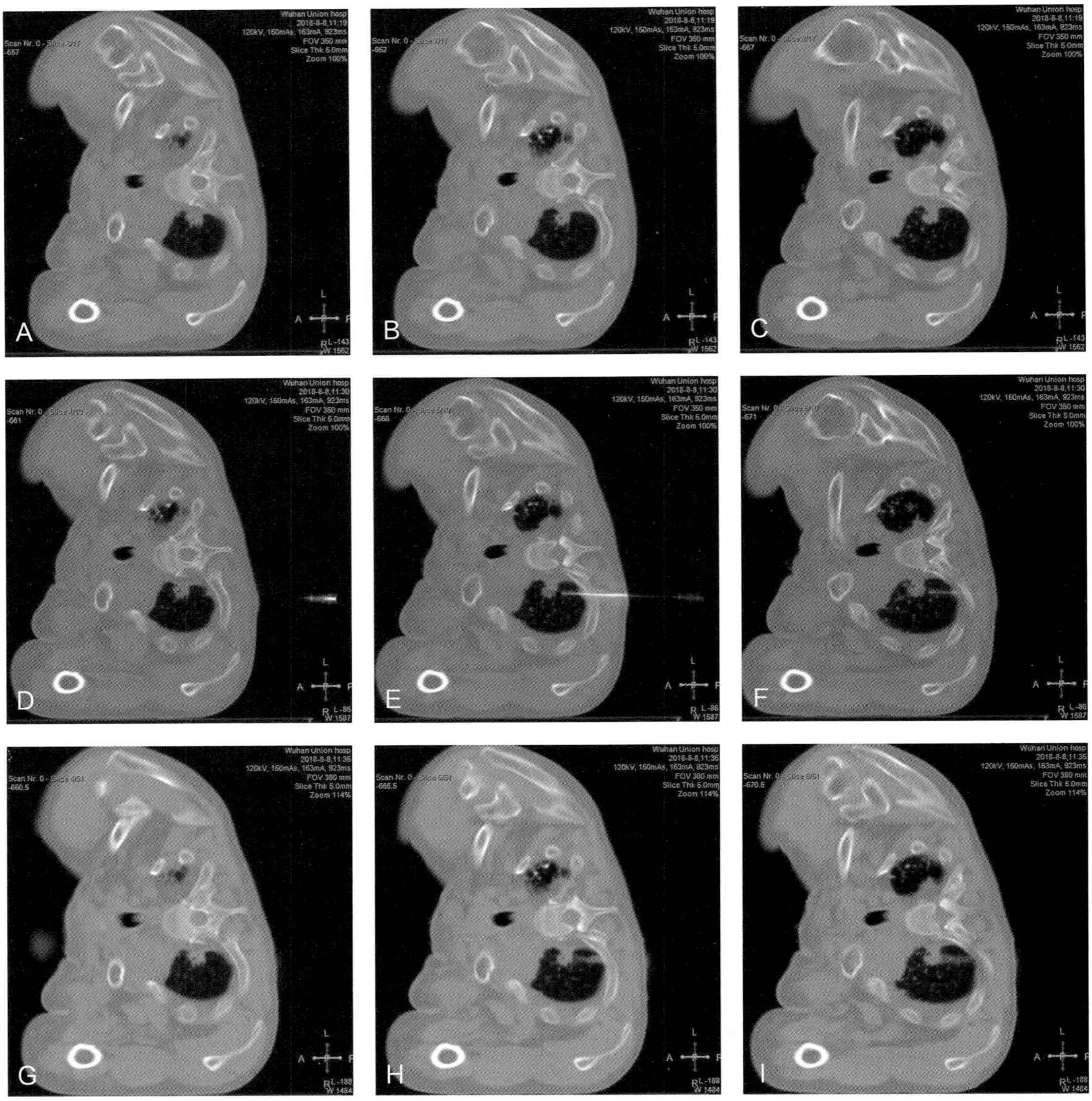

图 2-15　穿刺活检体位——强迫体位

A ～ C. 显示患者右肺上叶尖段小结节，可见小空泡征及毛刺，合并明显纵隔淋巴结肿大并融合，压迫上腔及头臂静脉，有明显的颜面及双上肢水肿，患者无法平卧，尝试半卧位及左侧卧位均无法坚持，仅能维持直立位或右侧卧位。故被迫选取右侧卧位进行穿刺活检。D ～ F. 显示右侧卧位下穿刺活检的实时进针影像。G ～ I. 显示拔除同轴穿刺针后复查的 CT 影像，仅有少量针道出血，未见气胸。病理结果示：（右肺）非小细胞肺癌，非特指。PCK（+），TTF-1（-），NapsinA（-），P40（-），Syn（-），P53（+），Ki-67（LI：高增殖）

6. 常用穿刺活检体位　见图 2-16。

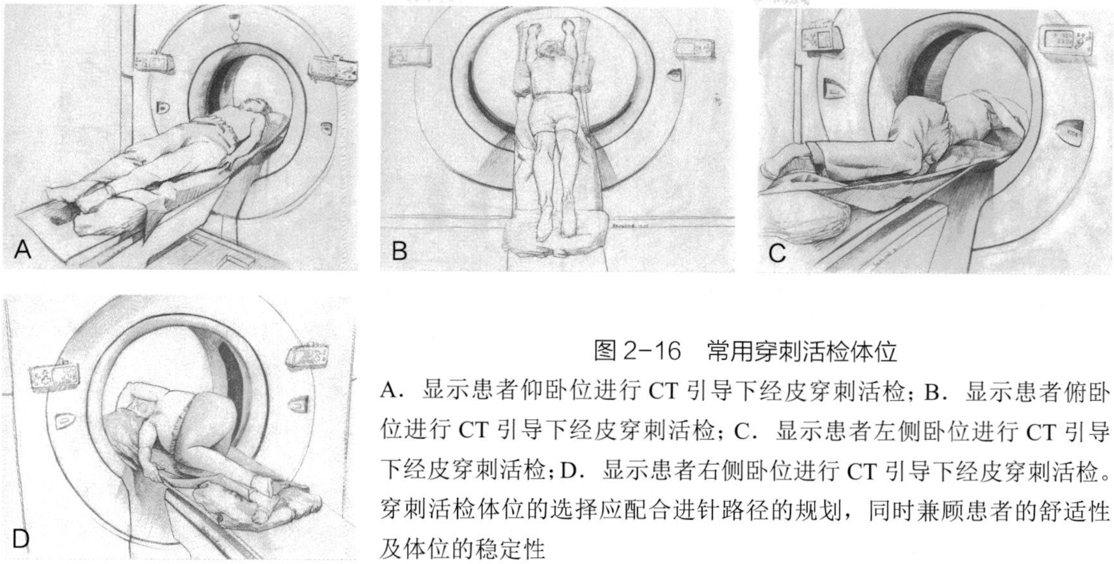

图 2-16　常用穿刺活检体位

A. 显示患者仰卧位进行 CT 引导下经皮穿刺活检；B. 显示患者俯卧位进行 CT 引导下经皮穿刺活检；C. 显示患者左侧卧位进行 CT 引导下经皮穿刺活检；D. 显示患者右侧卧位进行 CT 引导下经皮穿刺活检。穿刺活检体位的选择应配合进针路径的规划，同时兼顾患者的舒适性及体位的稳定性

（王　晔　尹中元）

第3章　CT引导下经皮肺穿刺活检并发症的类型与处理

第一节　气胸的相关因素分析及防治

气胸是经皮肺穿刺活检（TNB）最常见的并发症，其主要原因是穿刺过程中肺及胸膜（主要是脏层胸膜）的损伤所致。尽管同轴穿刺针的应用降低了组织损伤及气胸的发生风险，但其发生率仍有 8% ～ 64%，且目前尚无任何技术可完全避免气胸的发生[1,2]。

相关危险因素

虽然国内外关于经皮肺穿刺活检后并发气胸的影响因素有不少报道，但其结论并不完全一致。主要包括以下几类。

1．年龄　多数学者认为气胸发生率随年龄增长而增高，少数学者则认为气胸发生与年龄无关[3，4]。认为气胸发生与年龄有关的理由是老年人肺组织弹性降低，且往往合并容易导致气胸的相关疾病，如 COPD、肺大疱等。性别与气胸发生的关系结论亦不一致，一般认为，性别与气胸发生无关。但也有研究认为，相同年龄组男性的气胸发生率明显高于女性，原因不明[5，6]。

2．病灶大小　通常情况下病灶越小，定位越困难，气胸发生率越高，尤其是对于病灶小于 2cm 者[7]。而 Sinner 等报道，病灶直径在 2.6 ～ 3.5cm 时，气胸发生率相对较低；病灶过小或过大时则气胸发生率均增高[8]。病变过大时可能由于病灶周围的继发性改变，如局限性肺气肿、肺不张等引起的气胸。

3．病变位置　有文献报道，病变位置愈深，气胸发生率愈高[7]。Anderson 等研究结果发现有气胸和无气胸发生患者的病变平均深度分别为胸膜下 24mm 和 6mm[9]。其原因主要为穿刺深部病灶时需穿过多层胸膜，损伤肺组织较多。病变紧贴胸膜、邻近胸膜肥厚粘连、病变侵犯胸膜或胸壁的患者很少发生气胸，可能病变与胸膜的关系密切使得病变相对固定，穿刺过程中受呼吸因素影响较小，在剧烈咳嗽的情况下，也不易发生胸膜的撕裂；即使发生胸膜撕裂，较小的破口也容易被增厚的胸膜或病变组织充填；且穿刺针不穿过肺组织，穿刺定位准确，取材轻松。此类病变的穿刺操作时间将明显缩短，也是降低气胸发生率的可能原因。另解，下肺叶邻近膈肌病变的穿刺活检气胸发生率更高。由于下肺叶病变受呼吸运动影响明显，活动度大，尤其是小病变，受患者配合因素影响较大，往往需要多次穿刺或者调整穿刺针角度；由于病变所在部位呼吸运动幅度较大，胸膜破口扩大的可能性明显增加；患者咳嗽等也是引起高气胸发生率的主要原因。

4. *是否伴有慢性肺疾病* 慢性肺阻塞性疾病与气胸发生具有明显的关系，国内外研究报道肺阻塞性疾病患者穿刺术后气胸发病率高达 44% ～ 50%[10, 11]。分析原因认为慢性肺部病变多伴有肺泡、肺泡囊扩张、融合，甚至肺大疱、肺空洞的形成，肺部的慢性纤维增生会导致部分肺组织功能丧失。终末细支气管末端的异常扩张增加了气道压力，从而减缓了对空气漏出的迅速闭合作用[12]。因此，对伴有严重 COPD 的患者行胸部活检时尤应谨慎，患者出现气胸的概率显著增加，尤其是伴有慢性支气管、肺气肿、肺大疱的患者（图 3-1）。

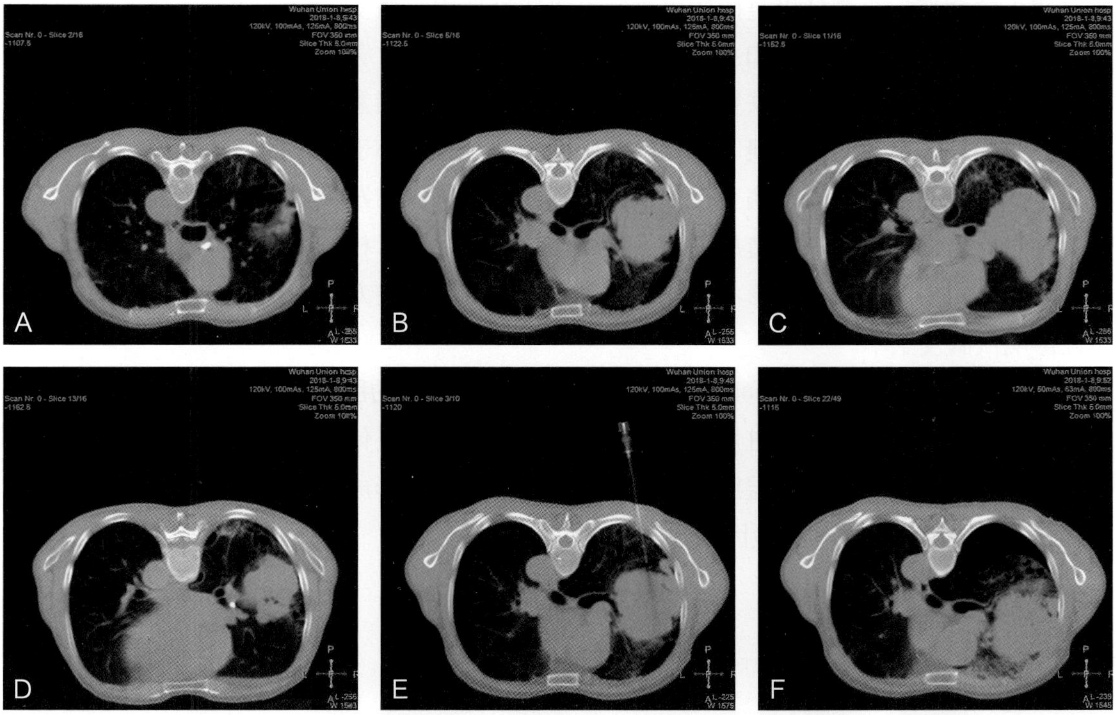

图 3-1 右肺跨叶生长的巨大肿块，合并明显肺气肿、肺大疱

A ～ D. 显示患者右肺跨叶生长的巨大肿块，合并明显肺气肿、肺大疱。由于肿块腹侧及邻近右侧胸壁处有一巨大的肺大疱及周边明显的气肿区，故无法仰卧位经前胸壁进针穿刺活检，被迫选取俯卧位进行穿刺。E. 显示穿刺活检的实时进针影像。F. 显示拔除同轴穿刺针后复查的 CT 影像，可见明显的气胸，右肺压缩明显，立即请胸外科床旁放置闭式引流，患者 2 周后方拔管出院。病理结果示：本病例提示，对伴有严重 COPD 的患者行胸部活检时尤应谨慎，患者出现气胸的概率显著增加，尤其是伴有肺气肿、肺大疱的患者。病理结果示：（右肺）鳞状细胞癌

5．穿刺针型号与穿刺次数 通常情况下穿刺针愈粗，气胸发生率愈高 [3]。Geraghty 等报道使用 19G 或者更小的穿刺针后，在排除了患者、年龄、性别和病灶大小后，气胸发生率仍可降低 50% 以上 [13]。但穿刺针的选择也受限于病灶大小、与周围组织关系及操作者的经验，也有学者认为穿刺针粗细与气胸发生无明显关系 [14,15]。穿刺次数越多，胸膜损伤概率越大，相应气胸的发生率越高，但亦有人认为穿刺次数与气胸发生无关 [9, 16, 17]。

6．操作时间 通常认为随着穿刺持续时间的相应延长，患者长时间保持操作体位易于劳累，必然不能很好地配合操作，造成气胸发生率增高。较小病变气胸发生率增高与穿刺难度有关，较大病变与患者的配合程度密切相关 [18]。但 Yeow 等报道穿刺时间的长短与气胸发生率或者胸腔置管率无相关性 [7]。

7．穿刺针胸膜夹角 针胸膜夹角是指穿刺针与胸膜穿刺点部位胸膜切线间的锐角夹角，研究表明小的针胸膜夹角与气胸发生率存在显著相关。针胸膜夹角 <75°，特别是 <45° 与高的气胸发生率相关 [18]。Tanaka 等研究结果提示，在 61 例 CT 引导下活检成功的胸膜下病变中，以倾斜途径活检的气胸发生率（12.5%），低于以接近 90° 活检的气胸发生率（20%）[19]。位于胸膜下的病变，穿刺针以足侧倾斜进针可以较好地固定病变，随呼吸运动移动度与胸膜相似，通常不会导致胸膜破口扩大发生气胸；而位置较深的病变，小角度进针后，穿刺造成的胸膜破口呈椭圆形，皮肤穿刺点与胸膜刺入点因倾斜因素间距较大，存在位置差，相同的呼吸幅度，由于胸壁的限制穿刺针随呼吸的运动幅度小于胸膜的运动幅度，造成胸膜破口扩大的可能性较浅表的病变明显增大，从而增加了气胸发生的潜在危险性。穿刺针拔出胸膜进行方向调整，可以造成局部胸膜多次被刺破，或者相邻胸膜破口间隔较近，从而扩大胸膜破口或改变破口的形状，因此穿刺针拔出胸膜调整方向的次数及调整的角度都有可能影响气胸发生率。

8．是否损伤叶间裂 叶间裂的损伤的实质是反复多次的脏层胸膜损伤。经皮经胸穿刺活检形成气胸的主要原因为脏层胸膜的损伤，导致肺泡内气体进入胸膜腔。损伤叶间裂意味着损伤了毗邻两肺叶的脏层胸膜，这大大增加了气胸的形成概率。有研究表明，叶间裂的损伤是经胸穿刺活检的危险因素 [20～22]（图 3-2）。

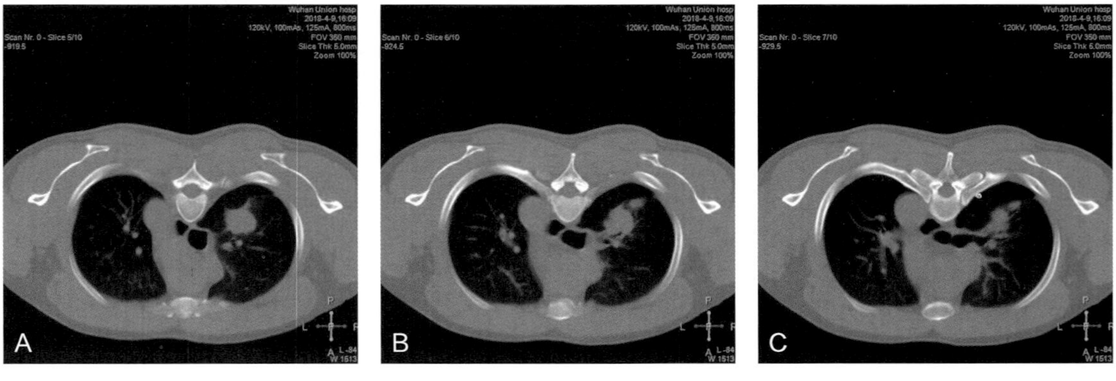

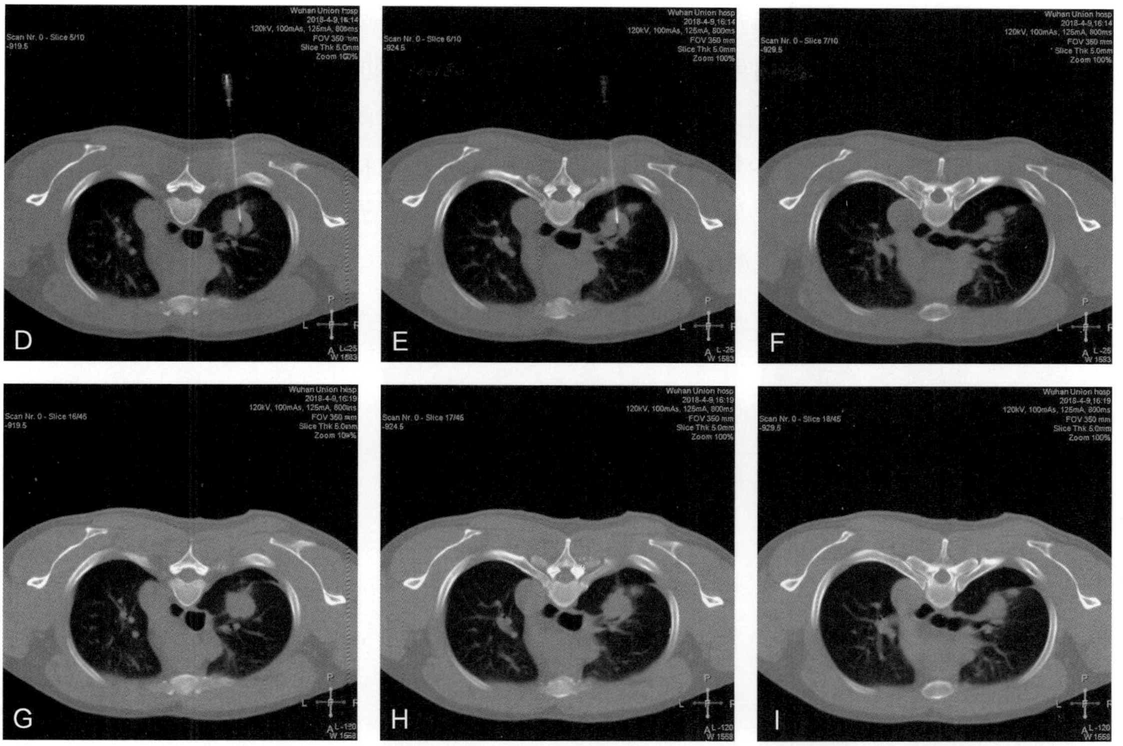

图 3-2　A ~ C. 显示患者右肺上叶后段肿块，肿块背侧毗邻右肺斜裂，距离前胸壁较远，距离后胸壁较近。选取进针路径较近的穿刺活检体位——俯卧位。D ~ F. 显示穿刺活检的实时 CT 影像，可见同轴穿刺针在肺内走行距离较短，但无法避免对斜裂造成损伤。G ~ I. 显示拔除同轴穿刺针后复查的 CT 影像，可见气胸发生。病理结果示：（右肺）浸润性腺癌

综上所述，除了患者年龄、病变大小与位置、是否合并肺部疾病等固有因素对气胸发生率的影响外，穿刺针型号和穿刺次数、操作时间及穿刺针胸膜夹角等与气胸发生也密切相关。因此在实践操作过程中，合理选择病例，并根据患者实际情况选择合理的操作模式，规划合理的进针路径，可有效地降低气胸的发生风险。

9. *气胸的防治*　气胸的发生由多种因素导致的结果，具体到每例患者单个因素在导致并发症发生中所承担的作用大小不一，故术前除了仔细阅片，避免穿刺路径中出现肺大疱、较粗大的血管及叶间裂，还要综合评价病灶本身的情况，如根据病灶大小、深度选择适合直径的穿刺针及穿刺角度，同时还要不断总结经验，提高操作水平，要注意定位准确，减少不必要的反复穿刺所造成的对胸膜的损伤，尤其是对于小病灶更是如此。尽量减少穿刺时间，“速战速决”，所切取的组织适可而止，以减少对病灶及周围正常组织的损伤，另外在操作前因加强对患者的呼吸训练，术中尽量避免咳嗽或深长呼吸，以减少穿刺针对胸膜的较大损伤，争取将并发症的发生降到最低。

气胸多发生在 TNB 后 1h 内，偶尔发生在 12 ～ 24h，术后要密切观察患者有无胸痛、胸闷、气促、呼吸困难等症状，发现异常情况要及时行透视或 CT 检查。如果出现少量气胸无明显

气促等症状者不必特殊处理，严密观察，卧床休息，1 ～ 2 周可自行吸收。对于肺体积压缩 >30% 的病例，且症状有加重趋势者，可于锁骨中线第 2 肋间行胸膜穿刺排气即可见效。如为交通性气胸，张力性气胸，或大量血气胸时，要行胸腔闭式引流等处理。气胸亦可发生在穿刺活检过程中，如为少量无症状性气胸，可暂时不做特殊处理，根据术中实时情况继续完成穿刺活检（图 3-3）。如气胸量较大，建议术中进行置管并立即进行抽气减压处理，如患者病情稳定，亦可在抽气减压治疗后继续完成穿刺活检（图 3-4）。

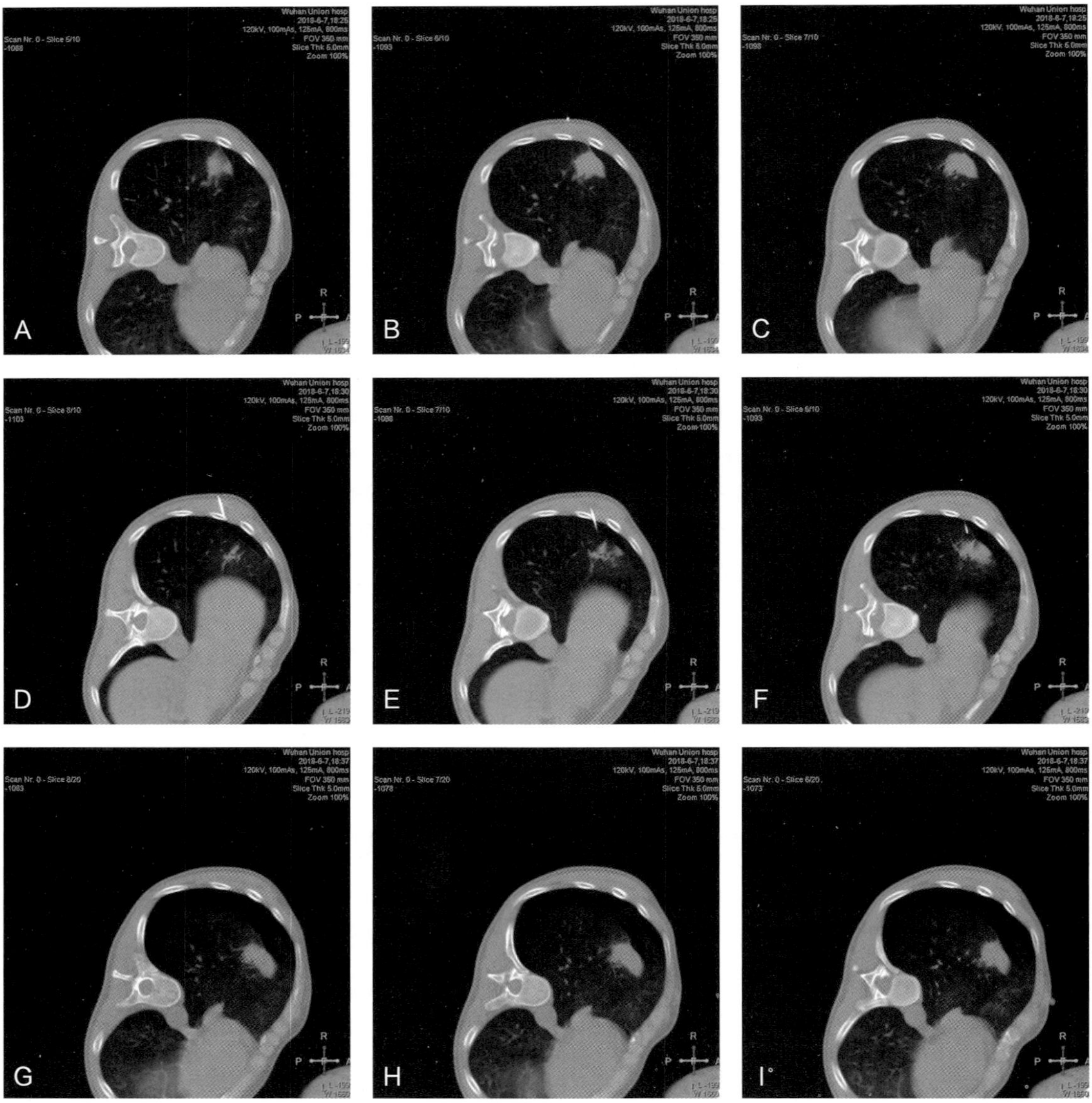

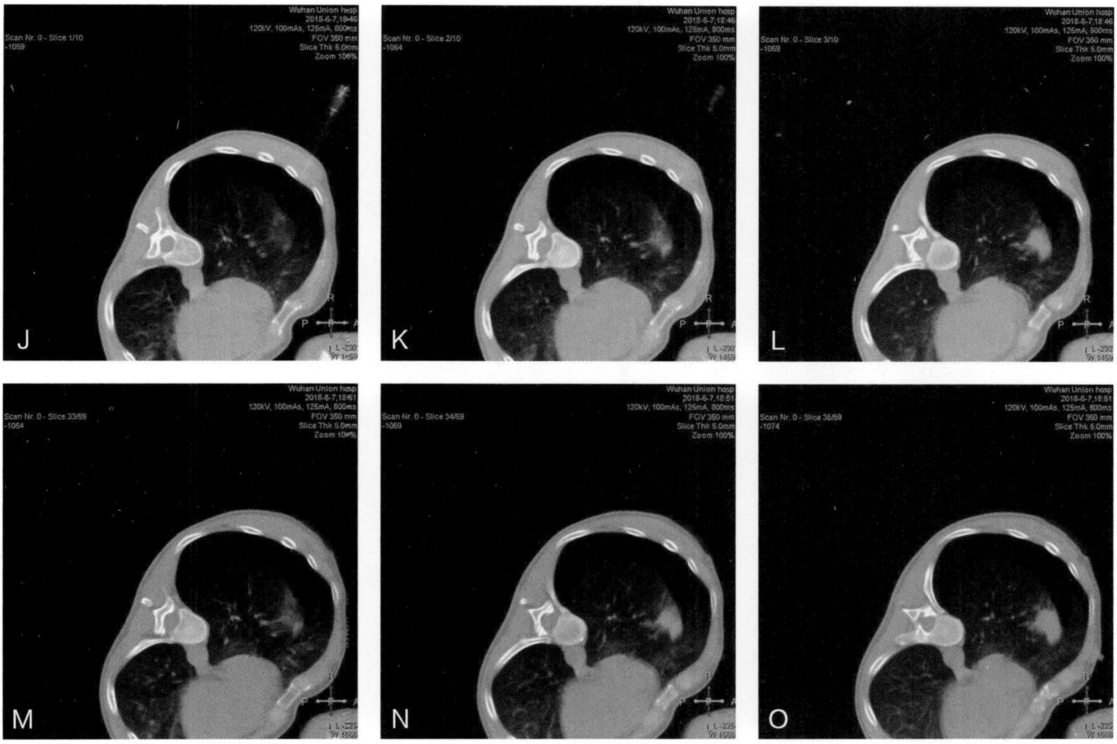

图 3-3　A ~ C. 显示患者右肺下叶前基底段肿块，距离右侧胸壁较近，故选取左侧卧位进行穿刺活检；D ~ F. 显示同轴穿刺针进入胸腔后，患者出现少量气胸，肿块向头侧偏移；G ~ I. 显示患者气胸稳定后，再次定位的 CT 影像，可见气胸量较前有所增加，但患者未述特殊不适，气胸稳定；J ~ L. 再次进针穿刺活检的实时 CT 影像，同轴穿刺针位于肿块底部层面，利用压针技术成功完成活检；M ~ O. 显示拔除同轴穿刺针后复查的 CT 影像，未见明显肺内出血，另气胸稳定，未见明显增加。后气胸自行吸收，未行胸腔闭式引流。病理结果示：(右肺) 慢性炎性病变，肺泡间隔增宽伴纤维化，肺泡腔内见泡沫样细胞聚集，部分肺泡上皮增生，未见明确肿瘤性病变及肉芽肿性病变。后该患者接受了胸腔镜下病灶切除术，术后病理示：(右下叶) 肺炎症性病变伴脓肿形成 (镜下主呈机化性肺炎改变)

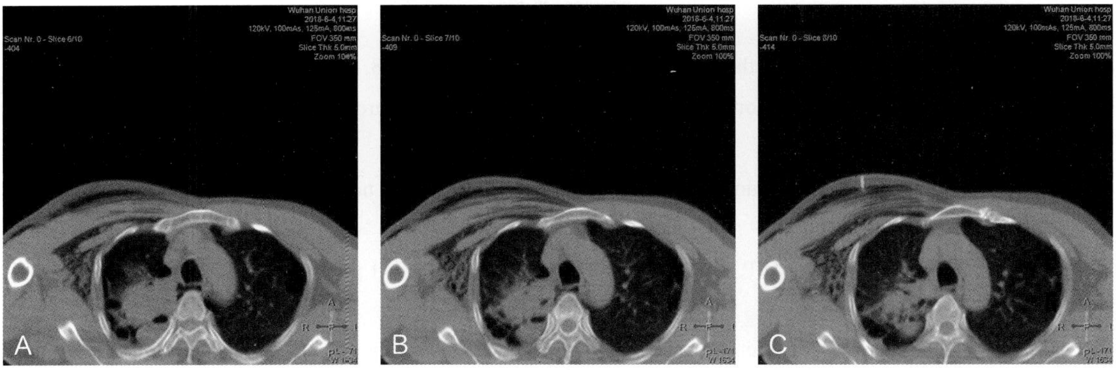

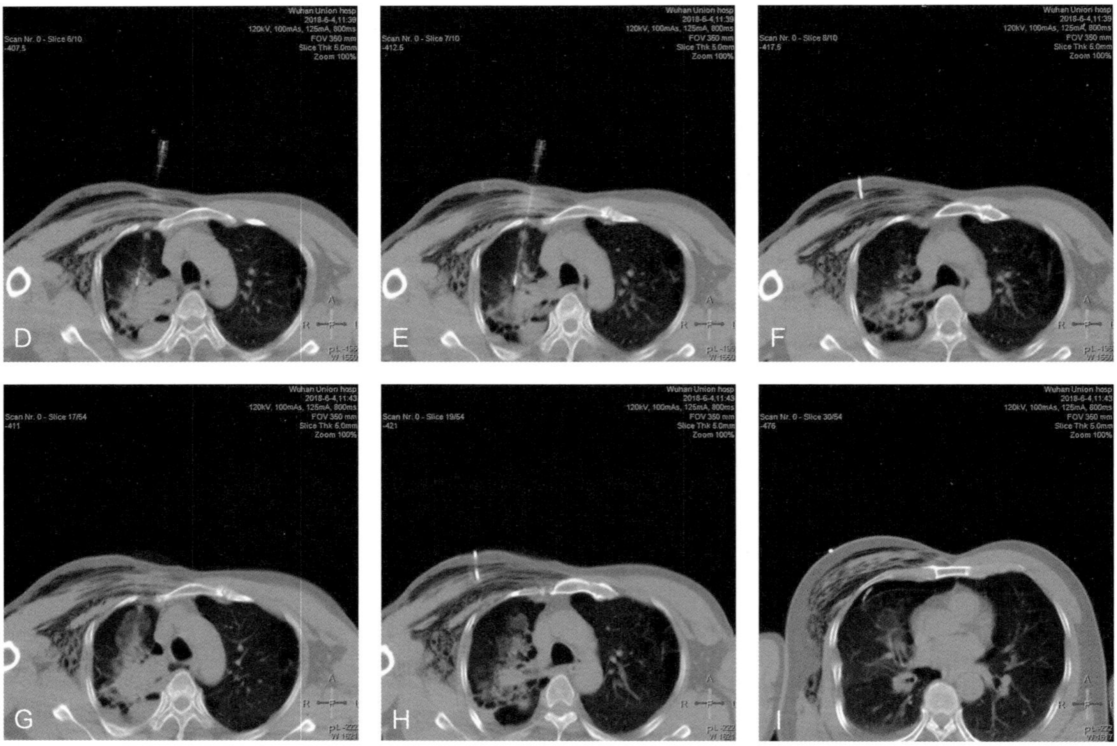

图 3-4　A ~ C. 显示患者右肺上叶后段肿块，穿刺活检过程中出现气胸及皮下气肿，经术中置管抽气处理后，气胸控制稳定，患者各项生命体征平稳，图 C 可见胸腔引流管；D ~ F. 显示在置管抽气后，带管条件下，稳定性气胸状态下，再次进针活检的实时 CT 影像；G ~ I. 显示拔除同轴穿刺针后复查的 CT 影像，见气胸稳定，肺内针道可见少量出血，胸腔引流管放置满意。病理结果示：（右肺）腺癌，EGFR 检测野生型

（林振宇　杨光海）

参考文献

[1] Westcott J L. Percutaneous transthoracic needle biopsy. Radiology, 1988, 169:593-601.

[2] Haramati L B, Austin J H M. Complications after CT-guided biopsy through aerated versus nonaerated lung. Radiology, 1991, 181(3):778.

[3] Perlmutt L M, Johnston W W,Dunnick N R.Percutaneous transthoracic needle aspiration:a review. Radiology, 1989, 152(3):451.

[4] Westcott J L, Rao N, Colley D P. Transthoracic needle biopsy of small pulmonary nodules.Radiology, 1997, 202(1):97.

[5] Hiraki T, Mimura H, Gobara H, et al. Incidence of and risk factors for pneumothorax and chest tube placement after CT fluoroscopy-guided percutaneous lung biopsy: retrospective analysis of the procedures conducted over a 9-year period. AJR Am J Roentgenol, 2010, 194(3):809-814.

[6] Saji H, Nakamura H, Tsuchida T, et al. The incidence and the risk of pneumothorax and chest tube placement

after percutaneous CT-guided lung biopsy: the angle of the needle trajectory is a novel predictor. Chest, 2002, 121(5):1521-1526.

[7] Yeow K M, Su I H, Pan K T, et al. Risk factors of pneumothorax and bleeding: multivariate analysis of 660 CT-guided coaxial cutting needle lung biopsies. Chest, 2004, 126(3):748-754.

[8] Sinner W N. Complication of percutaneous transthoracic needle aspiration biopsy. Acta Radiol, 1976, 17(3):813.

[9] Anderson J M, Murchison J, Patel D. CT-guided lung biopsy: factors influencing diagnostic yield and complication rate.Clin Radiol, 2003, 58(10):791-797.

[10] Glazer H S, Muka E, Sagel S S, Jost R G. New techniques in chest radiography. Radiol Clin North Am, 1994, Jul, 32(4):711-729.

[11] 钟涛，于红光，王勇，等 . CT 引导下经皮肺穿刺活检术后气胸发生率的相关因素分析 . Chin J Radiol, 2007, 4(11):1232-1236.

[12] Kazerooni E A, Lim F T, Mikhail A, et al. Risk of pneumothorax in CT-guided transthoracic needle aspiration biopsy of the lung. Radiology, 1996, 198(2):371-375.

[13] Geraghty P R, Kee S T, Mcfarlane G, et al. CT-guided Transthoracic Needle Aspiration Biopsy of Pulmonary Nodules: Needle Size and Pneumothorax Rate1. Radiology, 2003, 229(2):475.

[14] Vallop Laopaiboon, Chalida Aphinives, Kobkul Suporntreetriped. Adequacy and Complications of CT-Guided Percutaneous Biopsy: A study of 334 Cases in Srinagarind Hospital. J Med Assoc Thai, 2009, 92 (7): 939-946.

[15] Swischuk J L, Castaneda F, Patel J C, et al. Percutaneous transthoracic needle biopsy of the lung: review of 612 lesions. J Vasc Interv Radiol, 1998, 9: 347-352.

[16] Sang Min Lee, Chang Min Park, Kyung Hee Lee, et al. c-arm cone-Beam cT-guided Percutaneous Transthoracic needle Biopsy of lung nodules: Clinical Experience in 1108 Patients. Radiological Society of North America Scientific Assembly & Meeting, 2010, 138 (4) :237A.

[17] Miller K S, Fish G B, Stanely J H, et al. Prediction of pneumothorax rate in percutaneous needle aspiration of the lung. Chest, 1988, 93:742–745.

[18] 王培源，王霞，张林，等 . 肺穿刺活检中针胸膜夹角对气胸发生率的影响 . 中国临床医学影像 ,2008,19 (12) :879-882.

[19] Tanka J, Sonomura T, Shioyama Y, et al. “Oblique path” : the optimal needle path for computed tomography-guided biopsy of small subpleural lesions. Cardiovasc Intervent Radiol, 1996, 19: 332-334.

[20] Lee S M,Park C M, Lee K H,et al. C-arm cone-beam CT-guided percutaneous transthoracic needle biopsy of lung nodules:clinical experience in 1108 patients.Radiology, 2014, 271(1):291-300.

[21] Anna Moreland, Eitan Novogrodsky, Lynn Brody, et al. Pneumothorax with prolonged chest tube requirement after CT-guided percutaneous lung biopsy: incidence and risk factors. Eur Radiol, 2016, 26:3483-3491.

[22] Yin Z, Liang Z, Li P, et al. CT-guided core needle biopsy of mediastinal nodes through a transpulmonary approach: retrospective analysis of the procedures conducted over six years. Eur Radiol,2017:1-7.

第二节　肺出血 / 咯血的相关因素分析及防治

出血是 CT 引导下经皮胸部穿刺活检术的常见并发症之一，主要表现形式为穿刺后病灶周围、针道 / 针道周围的出血及咯血。有文献报道，穿刺后病灶周围出血发生率为 5.0% ～ 26%，咯血发生率为 1.25% ～ 7%[1 ～ 5]，通常具有自限性，但也有肺内大出血导致死亡的病例报道[6]，发生率为 0.15%[2]。

一、肺出血 / 咯血的相关因素

1. *病灶距胸膜的距离*[5、7 ～ 9]　该距离的定义是从胸膜穿刺点沿着进针方向至病灶边缘的距离，距离远则发生出血的概率高。可能是由于距离越远，穿刺针经过的肺组织和血管越多，出血风险也随之升高。大多数文献认为该距离＞ 40mm 是最主要的危险因素，也有文献指出该距离＞ 30mm 即可导致出血风险的明显升高（图 3-5）。

2. *病灶大小*[7 ～ 9]　小病灶（特别是最大径小于 20mm 的病灶）穿刺活检的出血风险更高，可能是在穿刺较小的病灶时，不可避免地切取病灶周围的正常肺组织及血管。而全自动活检枪切取的范围是恒定的，病灶越小，切取的正常肺组织及血管就越多，出血的风险越高（图 3-6）。

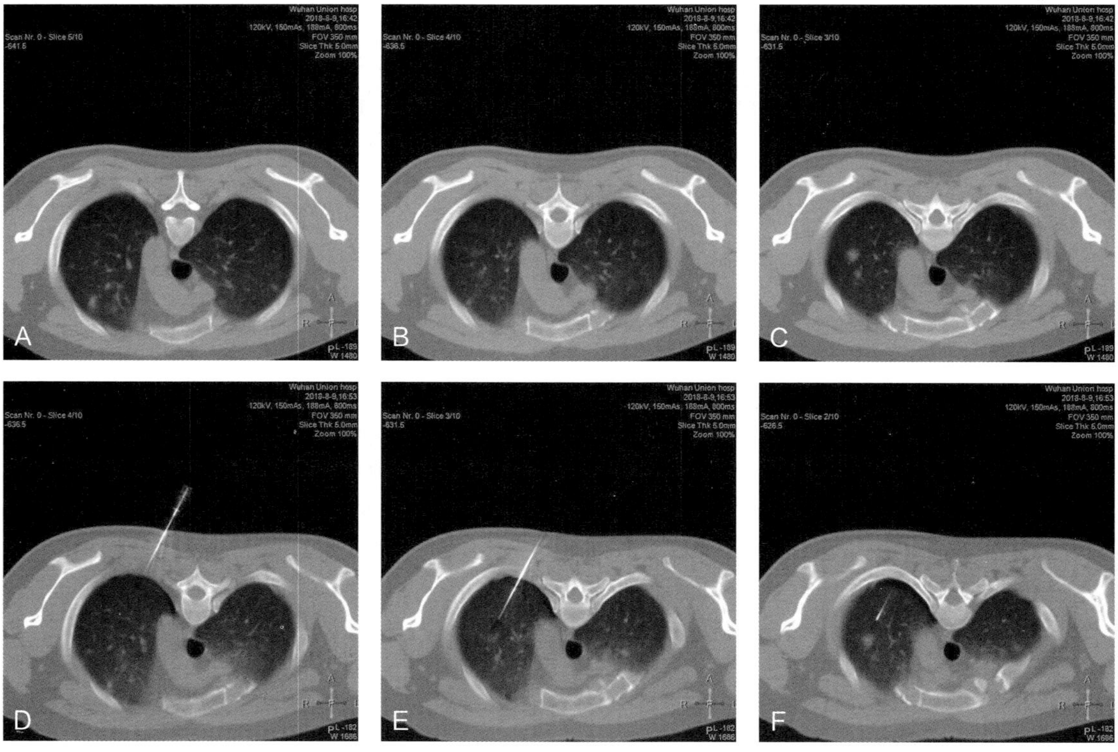

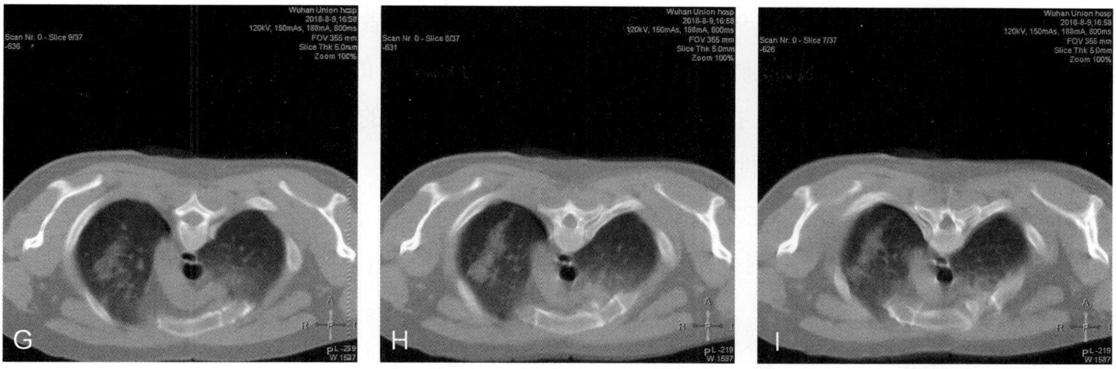

图 3-5　A ~ C. 显示患者左肺上叶尖后段小结节，选取俯卧位进行穿刺活检，小结节位置较深，进针路径较长，同轴穿刺针在肺内的走行距离约 5.0cm；D ~ F. 显示穿刺活检的实时 CT 影像，同轴穿刺针针尖已到达小结节表面附近，此时已有少量气胸；G ~ I. 显示拔除同轴穿刺针后复查的 CT 影像，可见肺内针道及周围肺组织出血明显。病理结果示：慢性炎症伴灶状非特异性间质纤维化。抗酸染色(−),PAS(−)

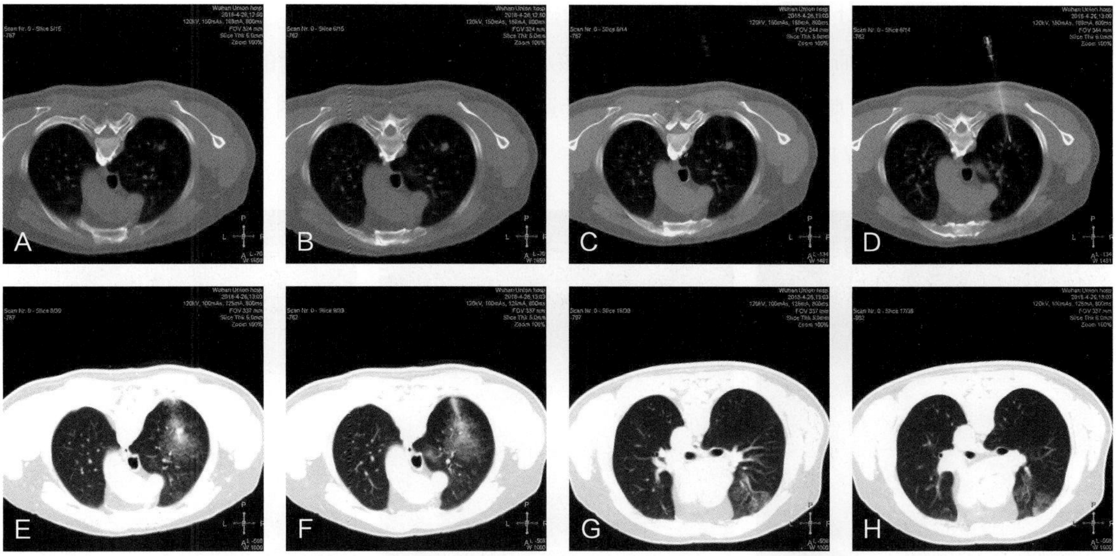

图 3-6　A、B. 显示患者右肺上叶后段直径 1cm 小结节，选取俯卧位进行穿刺活检；C、D. 显示穿刺活检的实时 CT 影像，可见同轴穿刺针针尖已到达小结节表面；E ~ H. 显示活检完成后，拔除同轴穿刺针，再次复查的 CT 影像，可见针道少量出血，小结节周围可见明显的肺内出血征象，患者有咯血出现，并可见右肺上叶前段肺野内渗出样改变，考虑为穿刺活检后肺内出血误吸所致。病理结果示：(右肺) 肉芽肿性炎伴坏死，抗酸染色 (−)

3．*反复穿刺 / 调整针道次数*[9～11]　穿刺过程中，为了找到最佳的穿刺路径，避开重要的器官和血管，往往需要多次进针，在一个相对狭小的范围内反复穿刺，无疑增加了损伤肺内血管的可能。有文献提示，穿刺针突破胸膜的次数≥ 2 次即明显增加出血风险。反复穿刺次数越多，出血可能性越大。

4．*活检方式 / 活检针类型*　有文献报道，与细针抽吸式活检相比，同轴切割式针芯活检增加了出血风险（14.7% vs 9.1%）[12]，但也有研究认为两者在出血率方面无明显差异[13]。

5．*病灶位于纵隔内或心脏纵隔旁*[14] 该部位引起出血的主要原因为穿刺经过的胸膜次数较多，且进针深度较长，损伤正常胸膜、肺组织及血管的风险增加。

6．*富血供病变* 如转移性肾细胞癌等。

7．*空洞性病变*[5,14,15] 在实性病变、部分实性病变及空洞性病变中，空洞性病变是引起出血的独立高危因素。空洞型病变穿刺导致严重出血的比例高达 3.3%，而半实性的仅为 0.7%。

8．*凝血功能障碍*[15] 抗血小板药物及抗凝药物的联合使用可增加出血的风险。研究显示单独使用阿司匹林并不会导致出血，然而联合使用 2 种抗血小板 / 抗凝药物则会使出血风险显著升高。另有研究显示穿刺前血小板数目，PT 的延长和 INR 的变化与出血无关，仅 APTT 的延长（＞ 40s）是独立的高危因素。然而凝血异常的患者通常在穿刺前进行了相关治疗，因此该评估的准确性有待进一步证实。年龄、性别、活检次数、穿刺针的粗细、有无肺气肿，以及病灶距皮肤的最小距离与出血风险无明显相关性[7,13]。

综上所述，降低肺内出血与咯血发生的核心是对肺内较粗大血管的保护，特别是直径＞ 2mm 的肺内血管，穿刺活检过程中，应尽量避免对其造成损伤（图 3-7，图 3-8），以免出现不易控制的肺出血 / 咯血，危及患者生命。

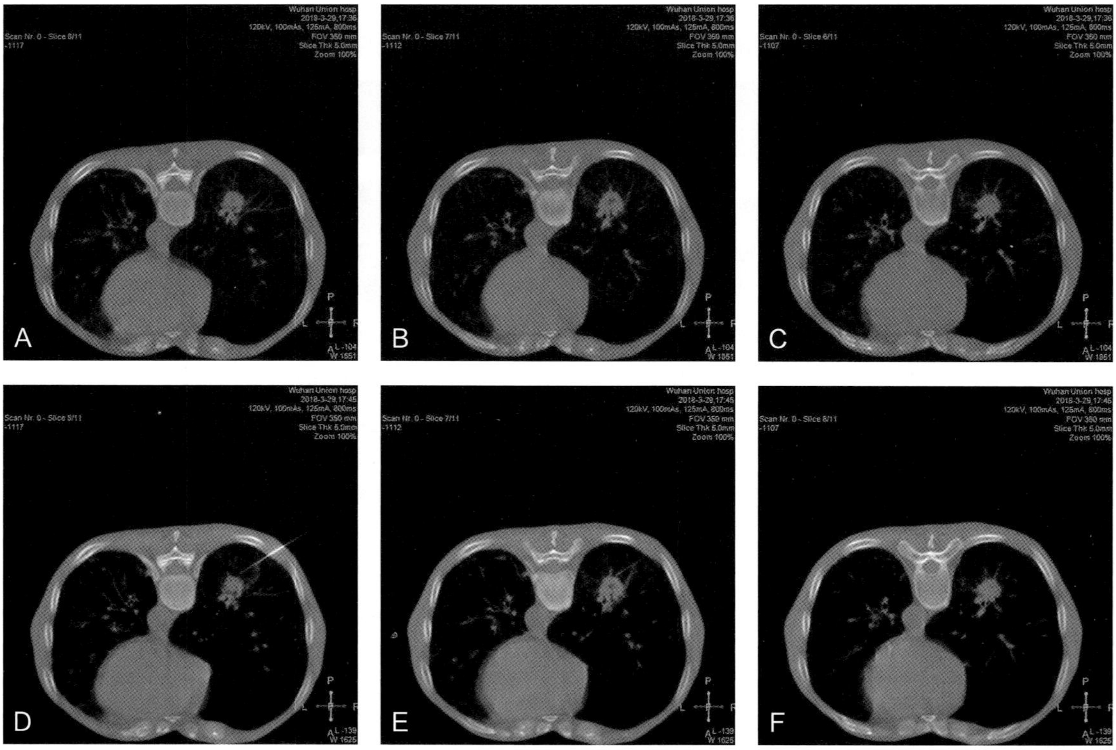

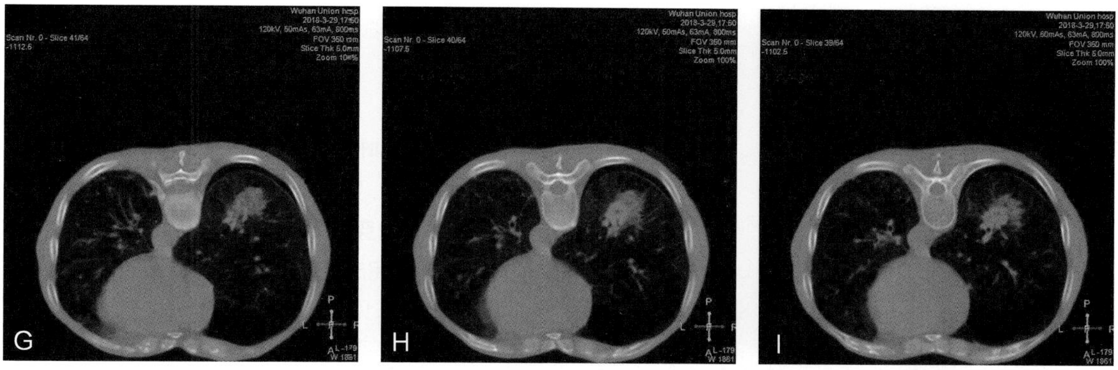

图 3-7　A ~ C. 显示患者右肺下叶后基底段结节，可见毛刺及小空泡征，与腹侧后基底段血管、支气管关系紧密，选取俯卧位进行穿刺活检；D ~ F. 显示穿刺活检的实时 CT 影像，未选取背部进针路径，避免损伤较粗大的肺内分支血管和支气管。选取侧向进针路径，平行于肺段内血管的走行方向进针，最大限度地保护肺内血管和支气管；G ~ I. 显示活检取材完成后，拔除同轴穿刺针的复查 CT 影像，未见针道出血，仅见靶结节表面少量出血征象。病理结果示：（右肺）鳞状细胞癌

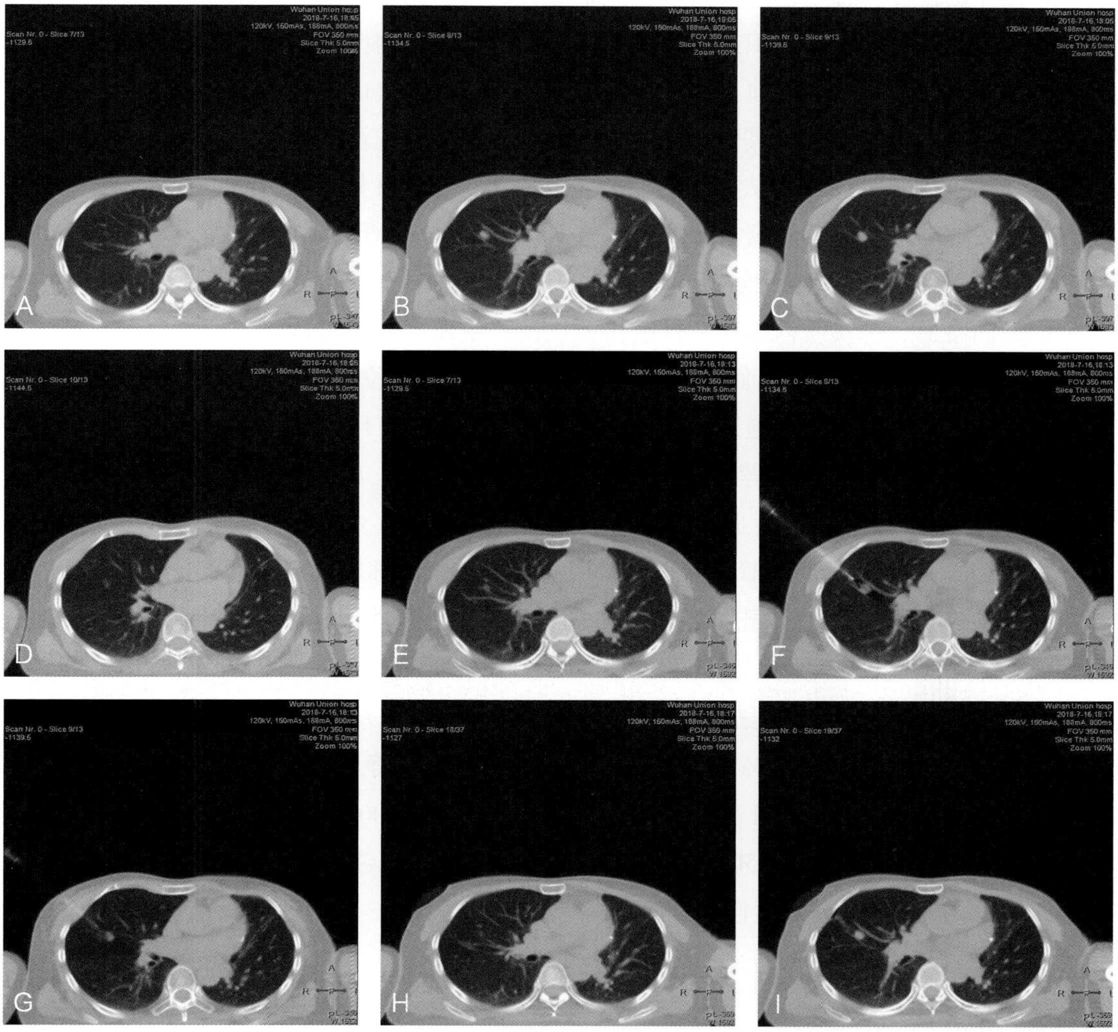

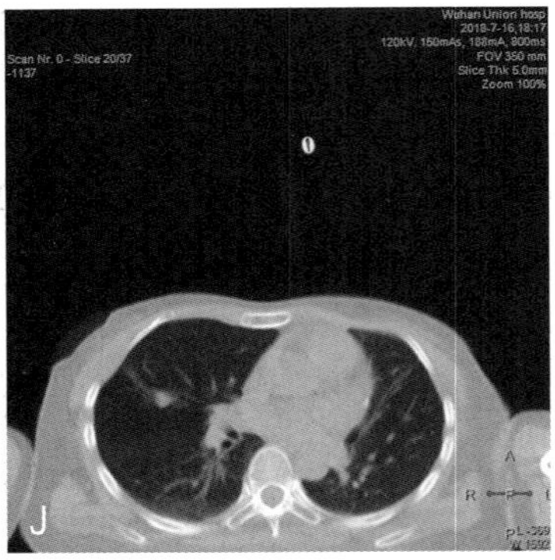

图 3-8　A ~ D. 显示患者右肺中叶外侧段直径 1cm 小结节，被两根肺内较粗大分支血管包夹；E ~ H. 显示穿刺活检的实时 CT 影像，选择右侧斜行 45° 进针，可见同轴穿刺针走行于两根肺内分支血管之间，到达靶结节表面；I、J. 显示完成活检后，拔除同轴穿刺针复查的 CT 影像，仅见针道少量出血，未见气胸及明显的肺内分支血管损伤的 CT 征象。病理结果示：（右肺）浸润性腺癌，实性生长方式为主

二、预防及处理原则

进针路径的规划在减少肺内出血及咯血的发生中起着非常重要的作用。应尽可能地缩短同轴套管针在肺内的走行距离，同时应尽量避免损伤肺内血管，特别是直径＞ 2mm 的肺血管。在穿刺进针过程中，应力求避免同轴套管针在肺内的调整，进针方向的调整应在肺外完成，以减少对正常肺组织及肺内血管的损伤。对于空洞型病灶的活检应避免垂直洞壁穿刺取材，以免击穿洞壁出血。对于近期仍在使用抗凝、抗血小板药物的患者，应仔细询问患者病史，掌握其用药的具体类型，术前常规复查血常规及凝血功能。对于服用华法林的患者，建议术前 1 周将华法林改为低分子肝素，术前 24h 停用低分子肝素；对于使用阿司匹林和氯吡格雷的患者，应术前停用至少 1 周；同时，复查血小板计数＞ 5×10^9/L、INR ＜ 1.5，方可进行经肺穿刺活检。

少量的咯血、肺实质内出血、针道出血以及少量血胸等不需特殊处理，采取制动休息后大多可自行吸收 [16, 17]，咯血量较大时，建议患者患侧卧位（穿刺侧朝下），防止血被吸入健侧支气管，注意保持气道通畅，必要时行气管插管，可用垂体后叶素、凝血酶等止血药物 [17, 18]。血胸量大时则推荐胸腔置管引流并考虑输血 [19]。出血量大、持续咯血甚至可能危及生命时，及时采用介入止血或外科手术止血 [2]。

止血药物的使用分为局部用药和静脉用药两大类。局部用药包括：肾上腺素（2mg 肾上腺素溶于 20ml 生理盐水，配成 1∶10 000 的肾上腺素生理盐水溶液）、去甲肾上腺素（2mg 去甲肾上腺素溶于 20ml 生理盐水，配成 1∶10 000 的去甲肾上腺素生理盐水溶液）、凝血酶（200μg 凝血酶溶于 20ml 生理盐水）、冰生理盐水溶液（4℃）。静脉用药包括：垂体后叶素（6 ～ 12U 垂体后叶素溶于 5% 葡萄糖溶液 10 ～ 20ml 缓慢静脉注射或 10 ～ 20U 垂体后叶素溶于 5% 葡萄糖溶液 250ml 静脉滴注）、蛇毒血凝酶（1000 ～ 2000U 稀释后缓慢静脉注射或局部注射）、环甲氨酸（500 ～ 1000mg 静脉注射或局部注射）、酚妥拉明（10 ～ 20mg 溶于 5% 葡萄糖溶液 500ml 缓慢静脉滴注）。

（李鹏程　尹中元）

参考文献

[1] Murphy J M, Gleeson F V, Flower C D. Percutaneous needle biopsy of the lung and its impact on patient management. World Journal of Surgery, 2001, 25(3):379-380.

[2] Richardson C M, Pointon K S, Manhire A R, et al. Percutaneous lung biopsies: a survey of UK practice based on 5444 biopsies. British Journal of Radiology, 2002, 75(897):731.

[3] Sinner W N. Complications of percutaneous transthoracic needle aspiration biopsy. Acta Radiol Diagn, 1976, 17(6):813-828.

[4] Berquist T H, Bailey P B, Cortese D A, et al. Transthoracic needle biopsy: accuracy and complications in relation to location and type of lesion. Mayo Clinic Proceedings, 1980, 55(8):475-481.

[5] Yeow K M, See L C, Lui K W, et al. Risk Factors for Pneumothorax and Bleeding after CT-guided Percutaneous Coaxial Cutting Needle Biopsy of Lung Lesions. Journal of Vascular & Interventional Radiology, 2001, 12(11):1305-1312.

[6] Glassberg R M, Sussman S K. Life-threatening hemorrhage due to percutaneous transthoracic intervention: importance of the internal mammary artery. Ajr Am J Roentgenol, 1990, 154(1):47-49.

[7] Loh S E, Wu D D, Venkatesh S K, et al. CT-guided thoracic biopsy: evaluating diagnostic yield and complications. Annals of the Academy of Medicine Singapore, 2013, 42(6):285.

[8] Yeow KM, Su I H, Pan K T, et al. Risk factors of pneumothorax and bleeding: multivariate analysis of 660 CT-guided coaxial cutting needle lung biopsies. Chest, 2004, 126:748-754.

[9] Khan M F, Straub R, Moghaddam S R, et al. Variables affecting the risk of pneumothorax and intrapulmonal hemorrhage in CT-guided transthoracic biopsy. Eur Radiol, 2008, 18:1356.

[10] Wang Y, Wentao L I, Xinhong H E, et al. Computed tomography-guided core needle biopsy of lung lesions: Diagnostic yield and correlation between factors and complications. Oncology Letters, 2014, 7(1):288-294.

[11] Rizzo S, Preda L, Raimondi S, et al. Risk factors for complications of CT-guided lung biopsies. Radiologia Medica, 2011, 116(4):548-563.

[12] Serif B, Fuad Z, Selma M. Percutaneous transthoracic CT guided biopsies of lung lesions; fine needle aspiration biopsy versus core biopsy. Radiology & Oncology, 2012, 46(1):19-22.

[13] Noureldin N E, Alsubhi M, Naguib N N, et al. Risk factor analysis of pulmonary hemorrhage complicating CT-guided lung biopsy in coaxial and non-coaxial core biopsy techniques in 650 patients. European Journal of Radiology, 2014, 83(10):1945-1952.

[14] Fish G D, Stanley J H, Miller K S, et al. Postbiopsy pneumothorax: estimating the risk by chest radiography and pulmonary function tests. Ajr American Journal of Roentgenology, 1988, 150(1):71.

[15] Hwang E J, Chang M P, Yoon S H, et al. Risk factors for haemoptysis after percutaneous transthoracic needle biopsies in 4,172 cases: Focusing on the effects of enlarged main pulmonary artery diameter. European Radiology, 2017, 28(4):1-10.

[16] Priola A M, Priola S M, Cataldi A, et al. Diagnostic accuracy and complication rate of CT-guided fine needle aspiration biopsy of lung lesions: a study based on the experience of the cytopathologist. Acta Radiologica, 2010, 51(5):527-533.

[17] Yuan D M, Lü Y L, Yao Y W, et al. Diagnostic efficiency and complication rate of CT-guided lung biopsy: a single center experience of the procedures conducted over a 10-year period[J]. 中华医学杂志（英文版）, 2011, 124(20):3227-3231.

[18] Jae L I, June I H, Miyeon Y, et al. Percutaneous core needle biopsy for small （≤ 10 mm）lung nodules: accurate diagnosis and complication rates. Diagnostic & Interventional Radiology, 2013, 18(6):527.
[19] Yamaura H, Inaba Y, Arai Y, et al. Massive intrathoracic haemorrhage after CT-guided lung biopsy. British Journal of Radiology, 2000, 73（874）:1105-1107.

第三节　罕见并发症

CT 引导下经皮肺穿刺活检是一种微创的病理检查方式，常见的并发症有气胸、肺内针道出血、咯血等。其他如空气栓塞、感染、针道种植转移、胸膜休克、心脏压塞均少见[1]。罕见并发症因其发生概率极低，因此，在临床上并未引起足够重视，常引发极为严重的后果。本节将对 CT 引导下经皮肺穿刺活检临床上一些罕见并发症的危险因素和预防措施进行探讨。

一、空气栓塞

经皮肺穿刺后发生空气栓塞的概率较低，有报道其发生率为 0.02% ～ 0.07%[2～5]。一旦发生冠状动脉、脑血管栓塞，会引起严重后果甚至导致患者死亡（图 3-9）。空气栓塞有 2 条途径：①从周围静脉进入右心及肺动脉；②由肺静脉经左心进入体循环。空气栓塞分为静脉系统性空气栓塞和动脉系统性空气栓塞，静脉系统性空气栓塞多无明显症状，而动脉系统性空气栓塞是经皮肺穿刺活检最严重的并发症之一，可引起休克、心搏骤停、偏瘫等严重后果，甚至出现患者死亡，应引起术者的足够重视。胸腔穿刺、人工气胸、肺空洞穿刺、胸膜腔冲洗、肺或心脏手术、肺穿刺活检等临床操作均有可能发生空气进入肺静脉，进而造成动脉系统性栓塞。其发生机制主要是，当穿刺针针尖刺入肺静脉，针芯拔出后，患者吸气，肺泡扩张，大气压大于肺静脉压，空气进入肺静脉。少数空气栓塞发生是由于穿刺针横贯肺内含气空腔及肺静脉腔，形成了瘘管，当肺泡内压力大于肺静脉压力，如咳嗽，深吸气时，空气就进入肺静脉，形成空气栓塞。

1．发生机制　在临床操作中空气进入肺静脉有三条途径。

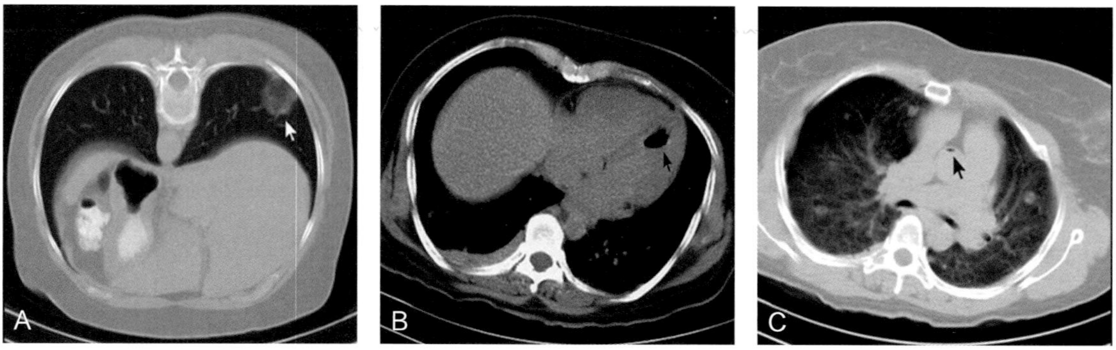

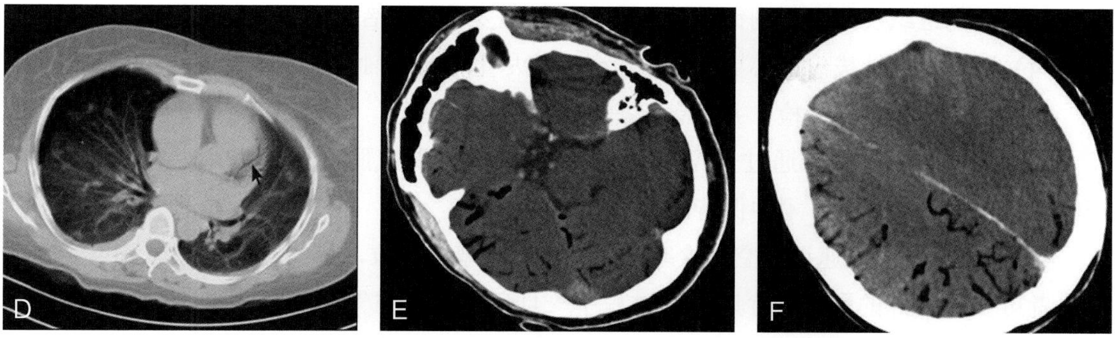

图 3-9　A. 显示一位 50 岁女性患者，右肺下叶 GGO，俯卧位在局部麻醉下行经皮肺穿刺活检术。采用 18G 全自动活检枪完成活检，仅取材 1 次，患者即出现呼吸、心搏骤停，经 1h 积极抢救，仍未能复苏，宣告死亡。B ~ F. 显示患者死亡后，为明确死亡原因，再次进行 CT 扫描，发现包括左心室、冠状动脉及脑动脉分支等大量、多发空气栓塞。图片引自 Emerg Radiol, 2008, 15:353－356

（1）在穿刺过程中大气从穿刺针进入被刺伤的肺静脉：当患者有深吸气的动作时，气体即可从外界进入肺静脉。

（2）肺内空气进入肺静脉造成：如穿刺针穿过一个空洞、囊腔、支气管甚至正常的肺泡组织，并同时刺伤肺静脉，如当时肺内压高于肺静脉压，空气即可进入肺静脉造成冠状动脉或脑动脉的空气栓塞。

（3）胸膜腔内的空气进入肺静脉：当有高于肺静脉压的气胸存在时，如刺伤了肺静脉，胸膜腔内的空气即可进入肺静脉造成空气栓塞 [6]。

2．常见危险因素

（1）体位与针尖：文献报道，空气栓塞常发生于站立或坐位者及使用鳞齿针者，这种活检针在邻近针尖处有切割侧口。针尖穿入肺组织内血管或气道时，侧口可能落在气道或血管内，形成交通，由于呼吸过程中的压力变化，使气体进入血管，并由于体位关系，迅速上升至颅内血管。故操作时应取卧位，退针芯连接注射器时，动作要快且屏气，同时封堵针座，进针后至退针过程中避免咳嗽等引起胸腔内压力变化的动作。

（2）穿刺处组织病变情况：正常肺组织被刺伤后可因弹性回缩而使伤口闭合。但如穿刺进针处有胸膜粘连、增厚或肺组织有实变、纤维化则在被刺伤后失去弹性回缩的能力，同时肺静脉也因被固定而易被刺伤，故在有病变的胸膜、肺组织处进行穿刺发生空气栓塞的可能性较大。

（3）特殊类型的肺部病变：当患者的病变类型为空洞性或血管炎性病变（如 GGO）时，如操作不当可能会增加空气栓塞的发生概率 [1]。

3．预防　严格掌握肺穿刺活检的适应证和禁忌证是预防体循环空气栓塞并发症的根本。

（1）避免穿刺过程中进行深大的呼吸、剧烈的咳嗽及说话等行为。

（2）正压通气患者必须生命体征稳定且能够自主呼吸后再行穿刺。

（3）切割组织及拔出穿刺针时嘱患者屏气，但要杜绝患者做 Valsalva 动作。

（4）同轴穿刺针拔出针芯更换活检枪时，应尽量减少同轴外套管管腔暴露空气的时间。

（5）避免反复穿刺活检，并注意保护较粗大的肺血管。

（6）尽量避免穿刺针通过空腔、空洞病灶或大疱性肺气肿区域。此外，术前应准备好相应的急救药物和设备，术中保持高度的警惕性。

4．处理原则　迅速识别空气栓塞并判断空气栓塞的部位，尽快实施治疗非常重要，部分患者可获得较好的预后。穿刺活检过程中一旦怀疑发生空气栓塞应立即停止穿刺活检操作并拔针，使患者置于头低足高位（trendelenburg position）[7]，如左心腔内气体量较多，应将患者置于右侧卧位，右侧卧位使得左心房高于左心室，防止大量气体经左心室底部的流出道进入体循环，从而引发上述严重并发症。同时，严密监测生命体征，给予面罩吸氧及其他相应的积极措施抢救。对于发生颅内动脉空气栓塞的患者，在条件允许时，可行高压氧治疗[8]。

二、针道瘤细胞种植

针道瘤细胞种植发生率较低，文献报道其发生率为 0.012% ～ 0.061%[9，10]，一般认为，当有 10 万～ 100 万个癌细胞进入血流，只有一个转移灶形成。

1．发生机制　从理论上讲，穿刺损伤了肿瘤包膜、假包膜，开放了肿瘤细胞转移的通路。进一步研究发现，在伤口的早期愈合阶段更有助于肿瘤细胞的种植和生长[11]。组织损伤后，出血和血浆的漏出，形成凝块，其中含有纤维蛋白，纤维连接蛋白和血小板，肿瘤细胞在损伤后可与纤维蛋白结合或被凝血块包裹，并由于局部宿主免疫抑制作用和从再生组织中释放出生长因子而有利于肿瘤细胞的生长，增加了穿刺道种植转移的发生率。此外，动物实验证明，针道中确实有肿瘤细胞存在。

2．常见危险因素

（1）穿刺针选择：既往使用粗针（≥ 1.0mm）穿刺活检并发症较多，包括针道转移。改用细针穿刺后针道种植报道大幅减少。

（2）反复多次穿刺：针道种植转移多是由于反复穿刺取材，增加了肿瘤细胞脱落的可能性。同轴套管针的使用可显著降低针道种植的发生率。

（3）肿瘤的生物学行为：一些恶性程度高、迁徙能力强的肺癌类型，发生针道种植转移概率更大。

3．预防

（1）采用细针或负压抽吸式活检，减少对肿瘤组织的损伤，可一定程度上避免针道种植转移。

（2）提高穿刺的准确性，避免反复穿刺。

（3）使用同轴定位针进行穿刺活检，避免活检枪接触正常肺及胸壁软组织。

三、感染

穿刺后发生发热、感染甚至脓胸的概率较低。方卫英等[12]对 625 例患者穿刺后发生肺部感染 21 例，感染率 3.36%。

1．常见危险因素

（1）经验欠缺的操作者进行操作时可增加进针次数，对胸壁、肺组织多次穿刺，引起一定损伤，进而导致穿刺活检术后感染。

（2）合并 COPD 的患者肺组织功能受损，收缩力不够，无法自行在穿刺后封闭针道，出现气胸，可增加术后胸腔感染的发生率。

（3）合并糖尿病的老年患者抵抗力下降，术后感染风险增加。

2．预防

（1）严格穿刺过程的无菌操作。

（2）对于合并 COPD 和病灶直径较大，病灶深度较深的患者，要严格监测术后感染情况。

（3）严格掌握适应证及禁忌证，术前患者要进行血常规检查，化验结果若白细胞增高，怀疑合并肺部感染的患者，应先行抗感染治疗。

（4）做好术后的随访工作，可对其术后感染迹象做到早发现、早治疗，避免感染进一步加重。

（5）强化相关工作人员预防穿刺活检后感染的意识，充分认识到 CT 引导下经皮胸部穿刺活检术预防感染的重要性。

四、胸膜反应

胸膜反应是指因诊断或治疗胸膜、肺内疾病行胸膜腔穿刺的过程中，患者出现的连续咳嗽、头晕、胸闷、面色苍白、出汗、心悸、脉细、四肢湿冷、血压下降、胸部压迫感甚至出现意识障碍、昏厥等一系列反应。胸膜反应是胸膜穿刺过程中较严重的并发症，通过对患者进行干预，胸膜反应可明显减少。

1．发生机制　可能与穿刺活检所致的反射性迷走神经功能亢进相关，大多数症状轻微，可自行缓解，无须特殊处理；严重者可出现大汗、血压下降甚至休克，应给予足够的重视。

2．常见危险因素

（1）生理因素：统计数据表明，年轻、体型偏瘦的患者对刺激的反应敏感，胸膜反应的发生率明显升高。在空腹状态下行胸腔穿刺，胸膜反应的发生率更高，这可能与饥饿状态下，血糖偏低，机体不易耐受各种刺激有关；另外，当患者体质虚弱时，则身体的抵抗力反应和控制力反应降低，对很小的刺激会发生与刺激强度不成比例的较为强烈的反应。

（2）心理因素：由于患者对胸穿过程、目的不了解，存在紧张和恐惧心理；首次接受穿刺活检发生胸膜反应的比率明显高于再次穿刺者。

（3）医源因素：患者对疼痛或是对医师信任度而引起的胸膜反应，主要是医师操作不熟练，术前定位不准确，反复穿刺常导致胸膜反应。

（4）疾病因素：体质虚弱或有其他并发症的患者，比一般状况良好的患者发病率高。

3．预防及处理

（1）穿刺活检前详细询问患者既往史，如是否有过手术及对疼痛的耐受性，看到血液是否有头晕、出冷汗、晕倒在地等进行了详细的病史询问，对于术前评估有危险因素者可术前给予阿托品 0.5mg 肌内注射，预防胸膜反应。

（2）耐心细致讲解穿刺活检的目的及流程，以解除患者的思想顾虑，消除紧张情绪，增加医患间的信任。并交代穿刺活检过程中的注意事项，如穿刺中避免咳嗽、讲话和转动身体，对精神极度紧张的患者可适当使用镇静药。

（3）术前给予支持疗法，鼓励患者进食，防止发生低血糖反应，以便与胸膜反应相鉴别。如病情允许，应先治疗并发症，待好转后再行穿刺活检。

（4）术前、术中准确定位，保证局部麻醉成功后再进针穿刺，进针时不宜过深、过快。

（5）一旦出现胸膜反应，应立即停止穿刺活检操作，患者取平卧位，注意保暖，观察脉搏、血压、神志等生命体征的变化。症状轻者，经休息或心理疏导即可自行缓解。对于出汗明显、血压偏低的患者，给予吸氧及补充 10% 葡萄糖 500ml。必要时皮下注射 1∶1000 肾上腺素 0.3 ～ 0.5ml 防止休克。

（刘　俊　尹中元）

参考文献

［1］胸部肿瘤经皮肺穿刺活检中国专家共识 . 中华医学杂志 , 2018, 6:1822-1831 .

［2］Tomiyama N, Yasuhara Y, Nakajima Y, et al. CT-guided needle biopsy of lung lesions: a survey of severe complication based on 9783 biopsies in Japan. Eur J Radiol,2006,59(1):60-64.

［3］Sinner WN. Complications of percutaneous transthoracic needle aspiration biopsy. Acta Radiol Diagn(Stockh),1976,17(6):813-828.

［4］Hare S S, Gupta A, Goncalves A T, et al. Systemic arterial air embolism after percutaneous lung biopsy. Clin Radiol,2011,66(7):589-596.

［5］Hiraki T, Fujiwara H,Sakurai J, et al. Nonfatal systemic air embolism complicating percutaneous CT-guided transthoracic needle biopsy: four cases from a single institution. Chest,2007,132(2):684-690.

［6］王灵枝，高红 . 经皮肺穿刺并发急性脑梗死一例 . 介入放射学 , 2007 , 16 (11) :792.

［7］Cheng H M, Chiang K H, Chang P Y, et al. Coronary artery air embolism: a potentially fatal complication of CT-guided percutaneous lung biopsy. Br J Ridiol,2010,83,(988):e83-e85.

［8］Smit D R, Kleijn S A, de Voogt W G. Coronary and cerebral air embolism: a rare complication of computed tomography-guided transthoracic lung biopsy.Neth Heart J,2013,21(10):464-466.

[9] Percutaneous Computed Tomography-Guided Lung Biopsy and Pleural Dissemination. Cancer, 2009, 115 (23) :5526-5533.

[10] Wu C C, Maher M M, Shepard J A. Complications of CT-guided percutaneous needle biopsy of the chest: prevention and management. Am J Roentgenol,2011,196(6):W678-W682.

[11] 胡波，王道义 . 血小板和血浆纤维蛋白原水平与非小细胞肺癌转移及进展的相关研究 . 国际检验医学 , 2015, 36 (2):200-202.

[12] 方卫英 , 瞿华 , 崔凤 . 肺癌患者 CT 引导下经皮肺穿刺活检术后感染的危险因素分析 . 中华医院感染学 , 2014 (22):5575-5577.

第 4 章　CT 引导下经皮肺穿刺活检的技术、技巧应用

第一节　非共面穿刺活检技术

非共面穿刺活检是相对于共面穿刺活检而言的，所谓共面，即同轴穿刺针的走行平面与 CT 扫描层面相一致，在穿刺进针层面的 CT 影像中可以看到完整的同轴穿刺针；所谓非共面，即同轴穿刺针的走行平面与 CT 扫描的层面不完全一致，无法在进针层面的 CT 影像中看到完整的同轴穿刺针，而在某一段连续层面均可观察到同轴穿刺针。在 CT 引导下经皮穿刺活检的病例中我们通常会尽量选择共面穿刺活检技术，共面技术对于进针路径的规划、重要组织结构的规避以及取材区域的选取都相对更容易掌控。但受术者经验手法的限制、患者软组织形变的影响（被动）、患者肌肉紧张度的变化（主动）以及呼吸运动的干扰（主动）等因素的作用，穿刺活检往往表现为在非共面状态下完成。本节所讨论的非共面穿刺活检技术特指在规划穿刺路径时，为了降低并发症的发生，优化穿刺路径，而选取非共面进针完成穿刺活检而使用的技术。

非共面穿刺活检技术在 CT 引导下经皮胸部穿刺活检术中，是一项十分常用并且非常实用的技术。在确定好活检取材区域后，通常会首先在预设的取材区域层面进行共面穿刺路径规划。但受到取材区域的部位限制，该层面可能由于骨性结构（肩胛骨、肋骨及肋软骨）的遮蔽（图 4-1，图 4-2）、胸壁血管（锁骨下血管、肋间血管）、胸内血管（受保护的直径＞ 2mm 的肺内血管、奇静脉等，图 4-3）、肺大疱区或其他正常组织结构（如女性乳腺组织等，图 4-4）的阻隔，无法完成共面进针穿刺活检。有时，利用特定的肿瘤与周围组织的位置关系，通过非共面穿刺技术可以实现肺外通路进针活检的目的，以最大限度地控制并发症的发生（图 4-5，图 4-6）。

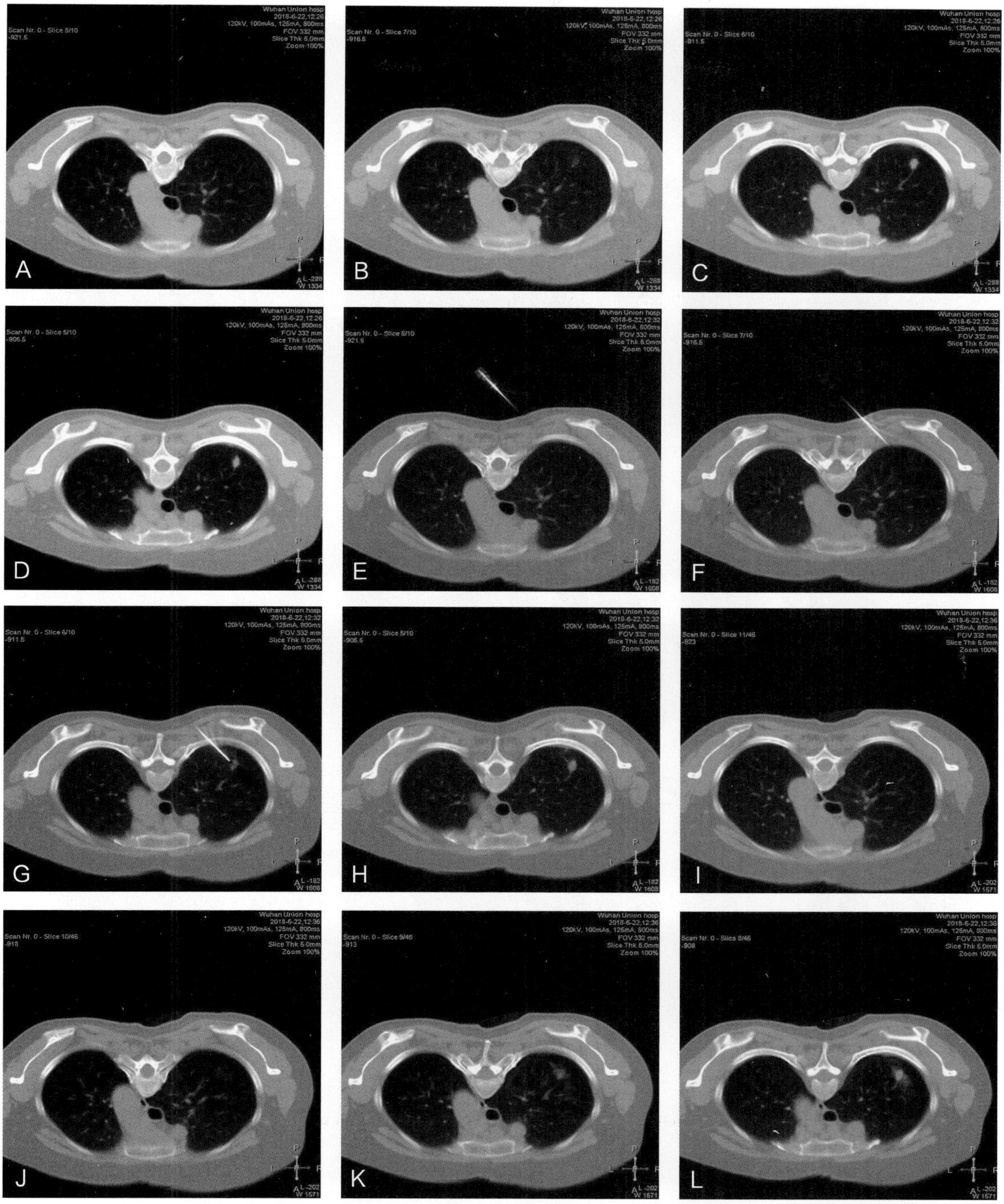

图 4-1　A ~ D. 显示患者右肺上叶后段直径 1cm 小结节，靠近背侧胸壁，故选取俯卧位进行穿刺活检。CT 扫描定位发现小结节层面，进针路径被肋骨完全遮蔽，仅脚侧肋间隙可以进针。E ~ H. 显示穿刺活检的实时 CT 影像，采用非共面进针技术，从脚侧肋间隙进针，向头侧斜行走行，同轴穿刺针针尖成功到达小结节表面。I ~ L. 显示活检完成后，拔除同轴穿刺针，再次复查的 CT 影像，未见明显气胸及针道出血征象，仅见靶结节周围少许渗出性改变，考虑为活检后少量肺内出血所致。病理结果示：（右肺）转移性腺癌，结合病史及免疫表型，符合子宫颈来源

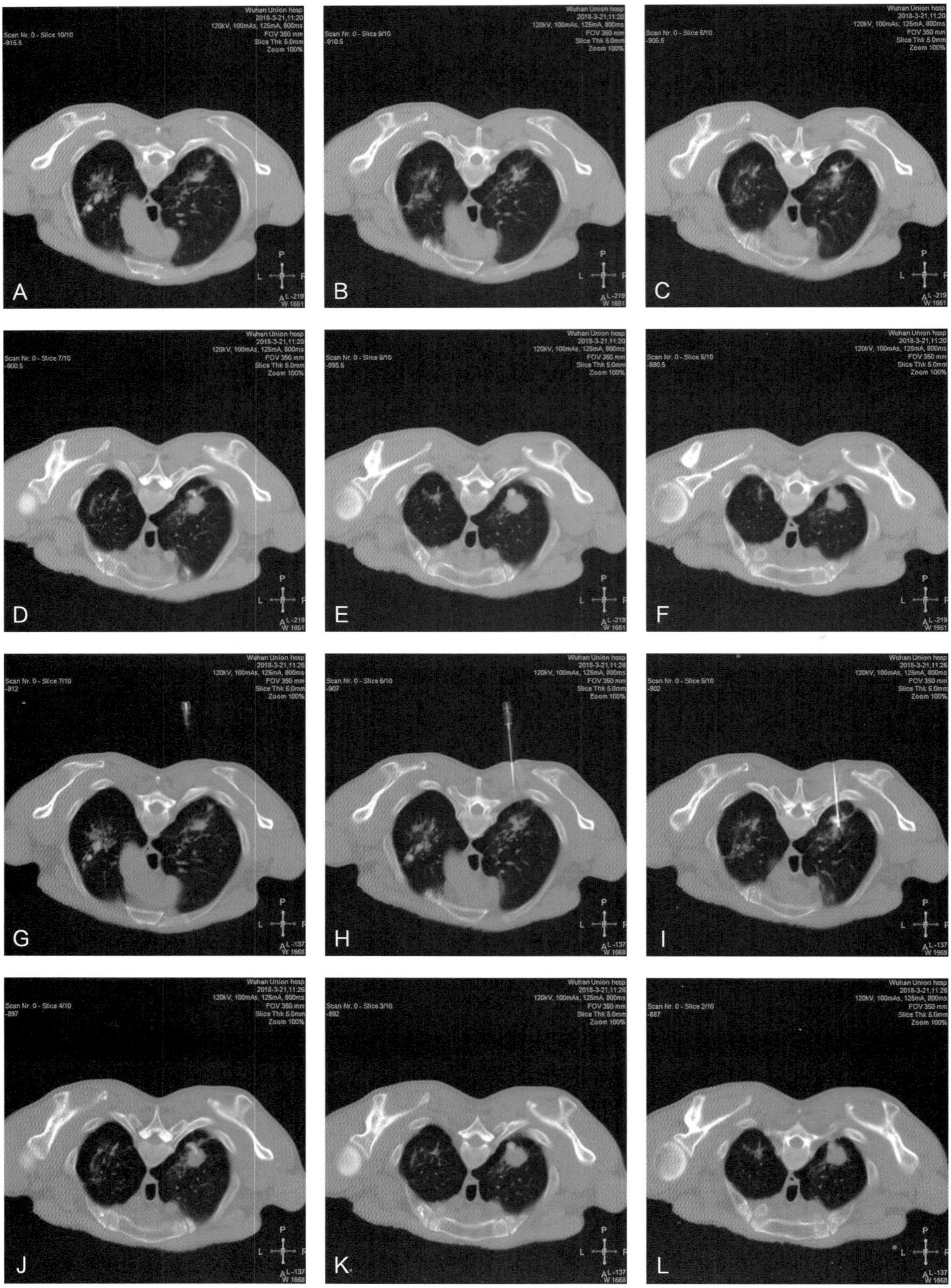
A
B
C
D
E
F
G
H
I
J
K
L

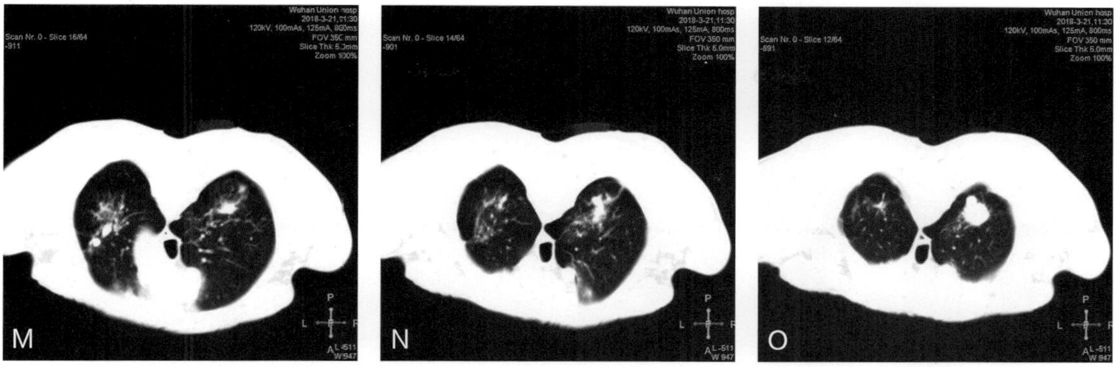

图 4-2　A ~ F. 显示患者右肺上叶后段结节，靠近后胸壁，选取俯卧位进行穿刺活检。穿刺前 CT 定位扫描发现，背部进针路径被肩胛骨及肋骨完全遮蔽。G ~ L. 显示穿刺活检的实时 CT 影像，通过靶结节下方层面肋间隙，使用非共面进针技术，成功穿刺到达靶结节，并利用压针技术，向头侧成功完成活检。M ~ O. 显示活检完成后，拔除同轴穿刺针，再次进行 CT 扫描，未见明显气胸及肺内出血征象。病理结果示：肉芽肿性炎，结合病史及影像学特征，考虑结核可能

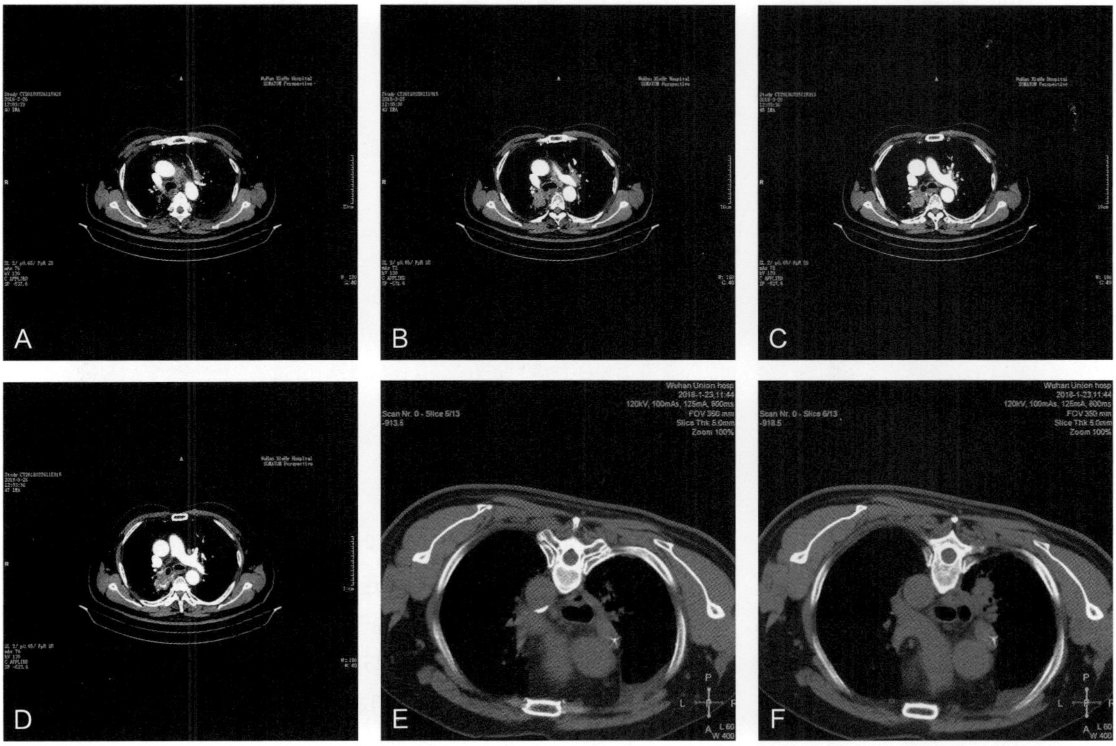

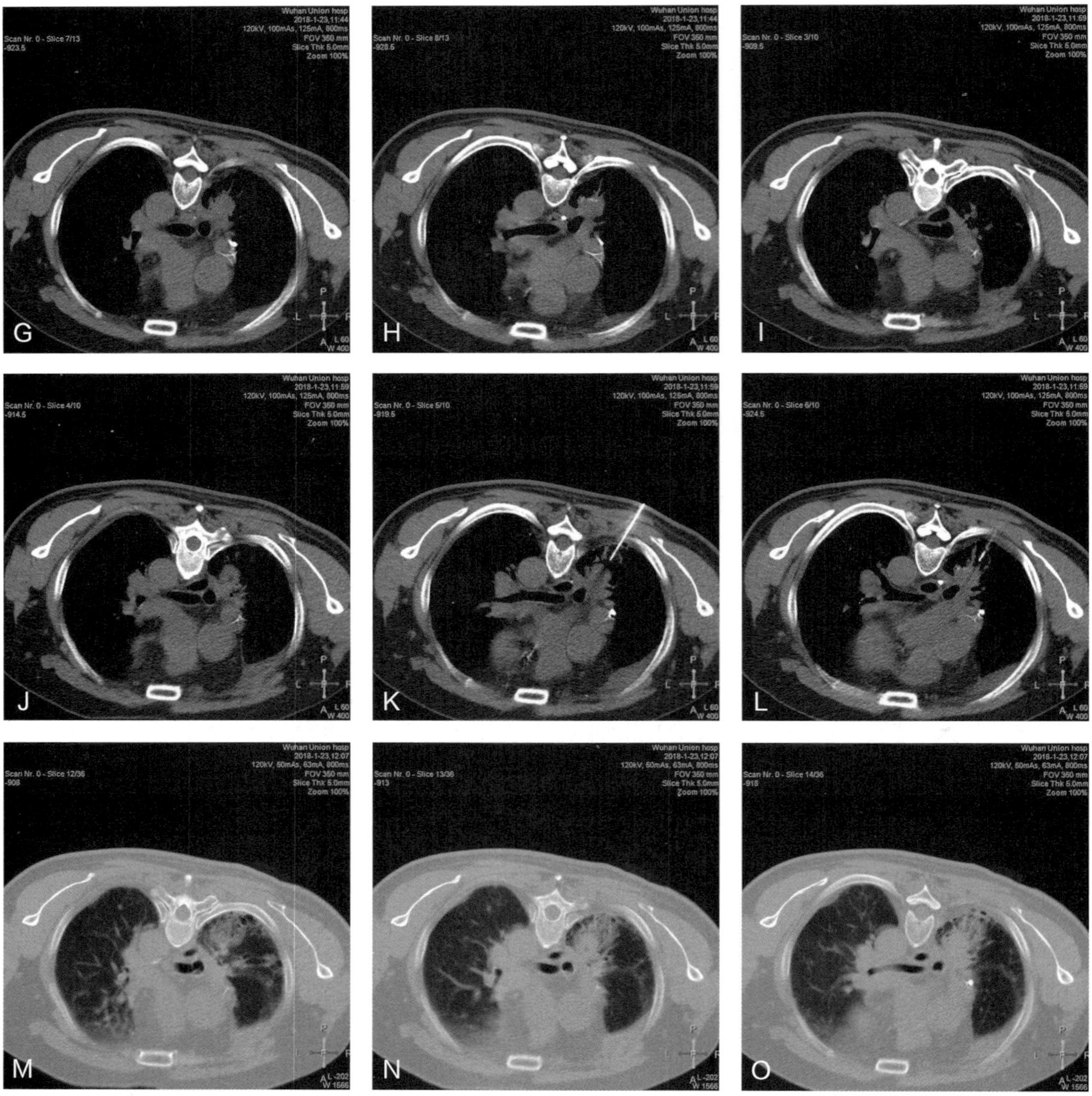

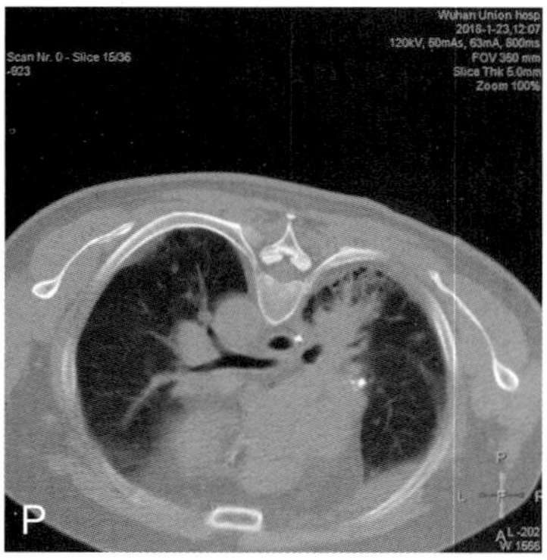

图 4-3　A ~ D. 显示患者右肺下叶支气管残端软组织肿块影，肿块内侧可见奇静脉跨过右主支气管走行，并汇入上腔静脉；E ~ H. 显示穿刺活检时的定位 CT 影像，由于肿块靠近后胸壁及胸椎旁，故选取俯卧位进行穿刺活检；I ~ L. 显示穿刺活检的实时 CT 影像，由于肿块内侧上方紧邻奇静脉，故采用非共面进针技术，使同轴穿刺针渐向肿块下方走行，避免损伤奇静脉，L. 图可见同轴穿刺针针尖位于进针点下方层面，避开了奇静脉，降低了损伤奇静脉，引起大出血的风险；M ~ P. 显示活检完成后，拔除同轴穿刺针，再次复查的 CT 影像，未见气胸及出血征象。病理结果示：（右肺）腺癌

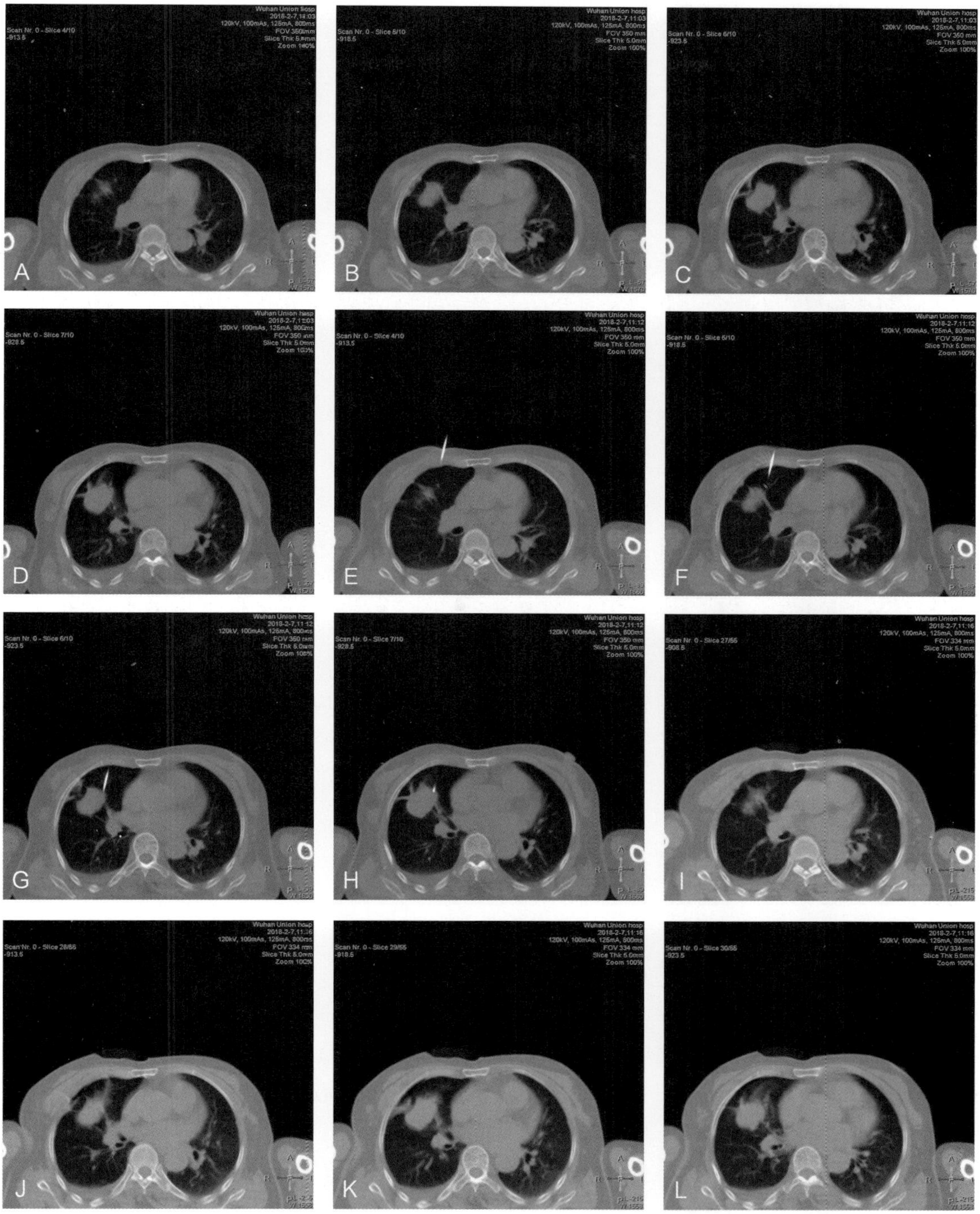

图 4-4　A ~ D. 显示患者右肺中叶外侧段肿块，选取仰卧位进行穿刺活检，穿刺前定位 CT 影像显示肿块前方及右侧被肋骨或右侧乳腺组织遮挡，无法经右前方胸壁进针穿刺；E ~ H. 显示穿刺活检的实时 CT 影像，选取经由肿块左前方区域通路进针，为避免右侧胸前区肋软骨的遮挡，采用非共面进针技术，由肿块头侧肋间隙进针，向脚侧走行，可见针尖到达肿块最大层面；I ~ L. 显示活检完成后，拔除同轴穿刺针，再次复查的 CT 影像，仅见少量针道出血，未见明显气胸。病理结果示：（右肺）浸润性腺癌，TTF-1（+），ALK（D5F3-ventana）（±）（建议进一步 FISH 检测明确诊断）

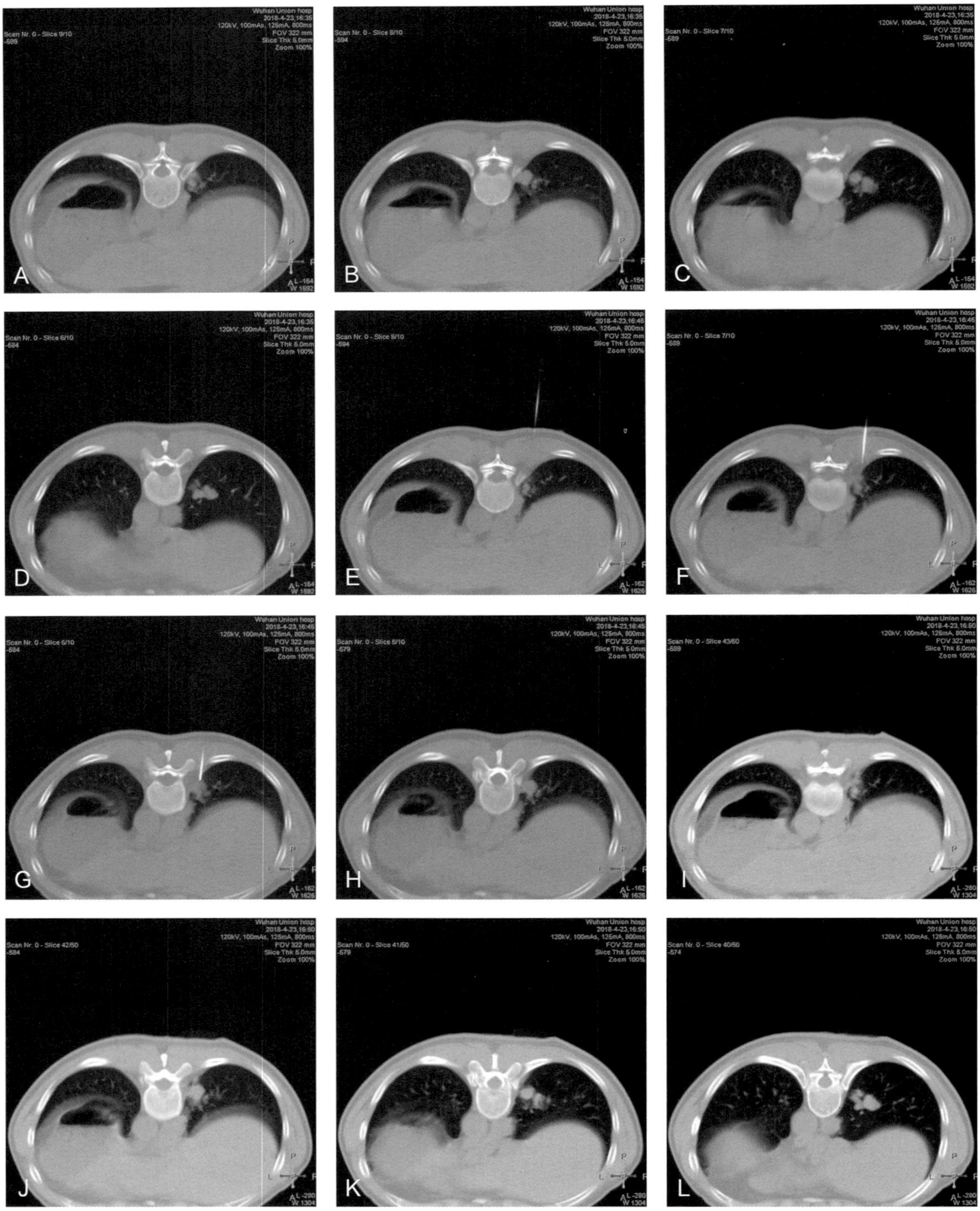

图 4-5　A ~ D. 显示患者右肺下叶后基底段结节，紧邻脊柱旁生长，结节背侧近胸膜下可见肺气肿、肺大疱区，如直接选取背侧肋间隙经肺进针，则发生气胸的风险极高。因结节紧邻脊柱旁，具备肺外进针的条件，但该层面被肋骨头遮蔽（B）。故采取非共面进针的方法完成穿刺活检。E ~ H. 显示穿刺活检的实时 CT 影像，选取合适的肋间隙，由脚侧向头侧完成非共面进针，G. 显示同轴穿刺针针尖经肺外通路到达靶结节表面。I ~ L. 显示完成活检后，拔除同轴穿刺针，再次进行 CT 扫描，未见明显出血及气胸征象。病理结果示：（右肺）小细胞肺癌

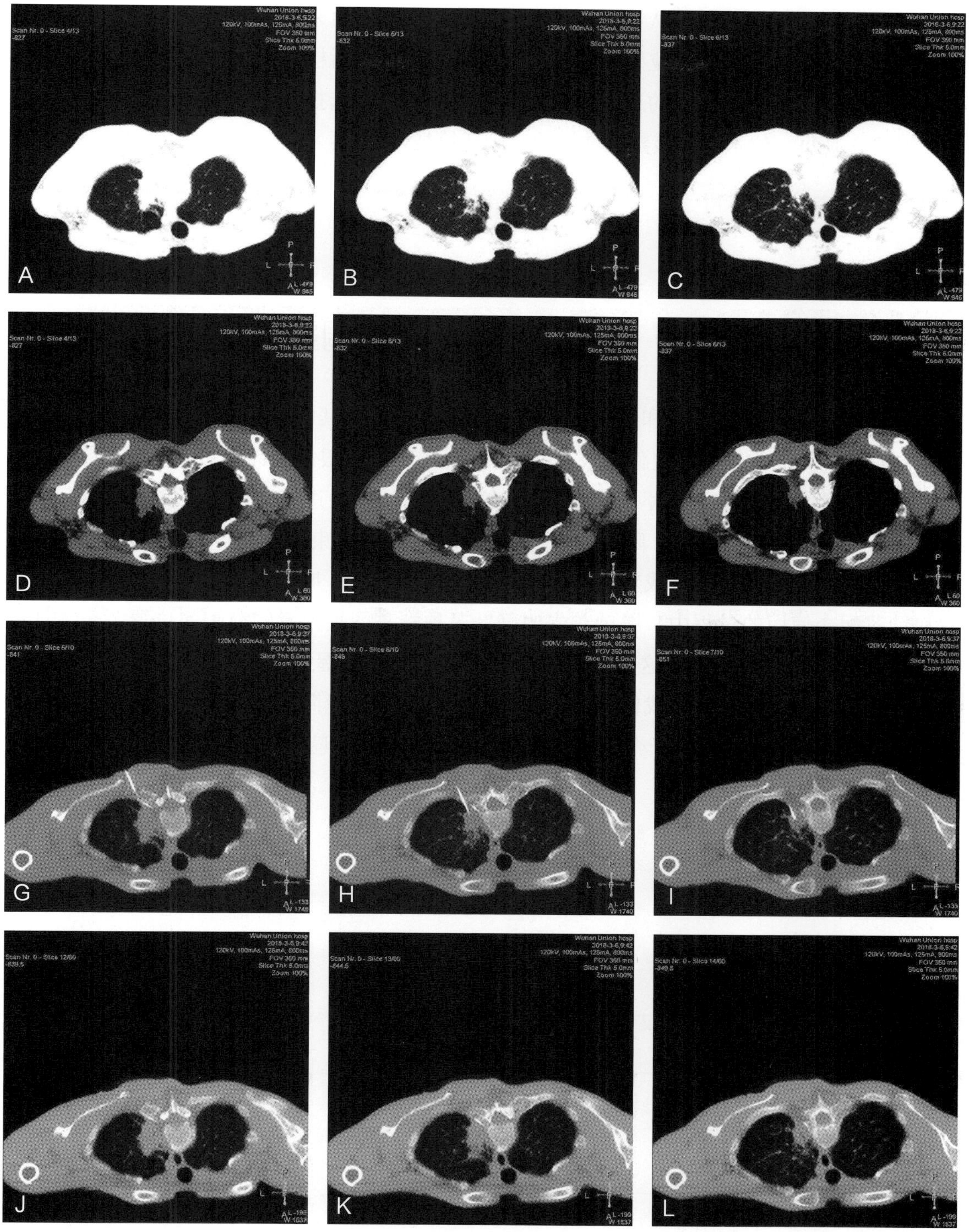

图 4-6　A ~ F. 显示患者左肺上叶尖后段结节影，紧邻胸椎生长，双肺弥漫性肺气肿，并可见局部肺大疱形成，毗邻后胸壁，选取俯卧位进行穿刺活检；G ~ I. 显示穿刺活检的实时 CT 影像，经由左侧肩胛骨内侧进针，利用非共面穿刺技术，寻求肺外进针路径穿刺进针；J ~ L. 显示活检完成后，拔除同轴穿刺针，再次复查的 CT 影像，未见气胸发生。病理结果示：炎性病变伴干酪样坏死，结核可能

非共面穿刺活检技术是从共面穿刺活检技术衍生发展而来的，要求术者拥有娴熟的影像定位技术、良好的空间定位感，并且拥有大量共面穿刺活检操作经验的积累。该项技术的掌握有助于丰富穿刺路径的选择、拓展穿刺活检的病例选择，同时有助于降低并发症的发生风险，是每一位术者应该熟练掌握的穿刺活检技术。

（尹中元）

第二节　穿刺针的管控、调整技术

掌握同轴穿刺针的控制和调整技术的前提是充分了解其各组件的构成及其位置关系。一套同轴穿刺针通常由 3 个组件构成，即 1 根同轴外套管、1 根锐性针芯和 1 根钝性针芯（图 4-7），在使用过程中可以根据不同情况选择锐性进针或钝性进针，最大限度地减少对正常组织，特别是对血管的损伤，降低出血的风险。同样，在结束穿刺活检拔除同轴穿刺针时，建议使用钝性针芯，以免造成对正常组织结构的二次损伤，加剧出血的风险。在同轴外套管和针芯配合使用的过程中，必须首先明确针芯顶端与同轴外套管前端的位置关系，且不同厂家、品牌的同轴穿刺针这一位置关系都不尽相同。掌握这一点尤为重要，因为在 CT 影像引导下进行穿刺活检，我们测量得到的进针深度并不能简单地等同于同轴外套管上的刻度，这可以帮助我们获得一个更为精确的进针深度，从而避免额外的穿刺损伤。

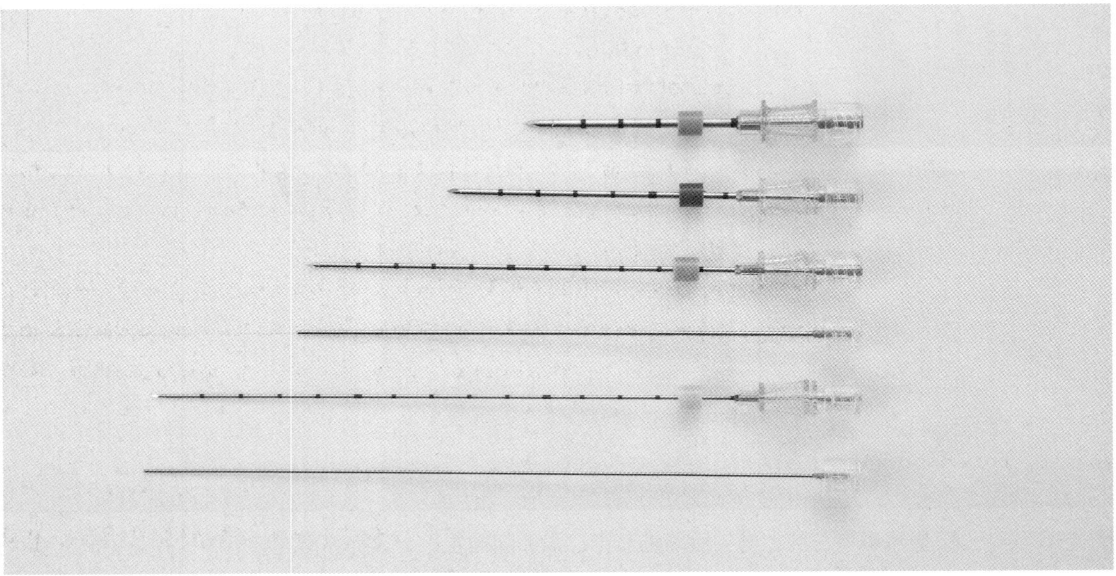

图 4-7　不同型号的同轴穿刺针及其组件

在前述章节，我们展示了一种罕见并发症——空气栓塞，而出现这一并发症的原因之一就是外界空气利用肺血管与外界环境的压力差，经由同轴外套管大量进入肺血管，进而产生栓塞症状，通过对同轴外套管的管控，保持针芯与同轴外套管的同步使用可以有效预防这一并发症的发生。在完成进针穿刺拔出针芯后，应尽快用手指封堵同轴外套管的外口或将活检枪置入同轴外套管（图 4-8）。同样，在击发活检枪完成活检并拔出活检枪后，也应尽快用手指封堵同轴外套管的外口或直接将针芯置入同轴外套管（图 4-9）。此外，当需要锐性针芯与钝性针芯互换时，亦应保证迅速完成针芯交替，切勿使同轴外套管长时间处于通气状态（图 4-10）。

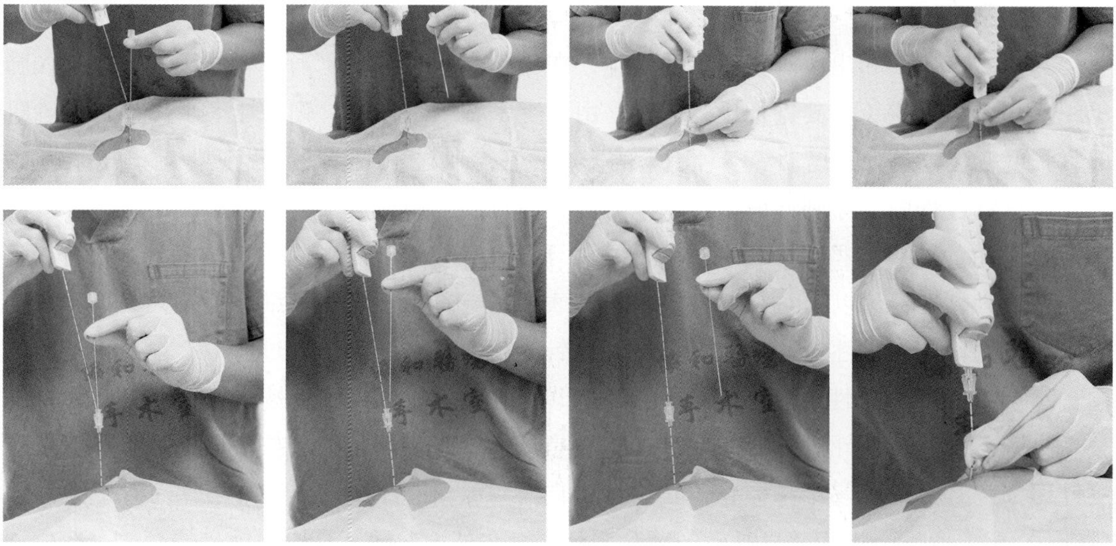

图 4-8　展示了两例患者在穿刺活检过程中，同轴针芯与活检枪交替的连续画面。当同轴穿刺针准确到达预设活检区域后，在拔出同轴针芯的同时，应将活检枪的尖端置于同轴外套管的尾端，在拔出针芯的瞬间，尽快将活检枪沿同轴外套管置入，封闭同轴外套管的同时，完成活检

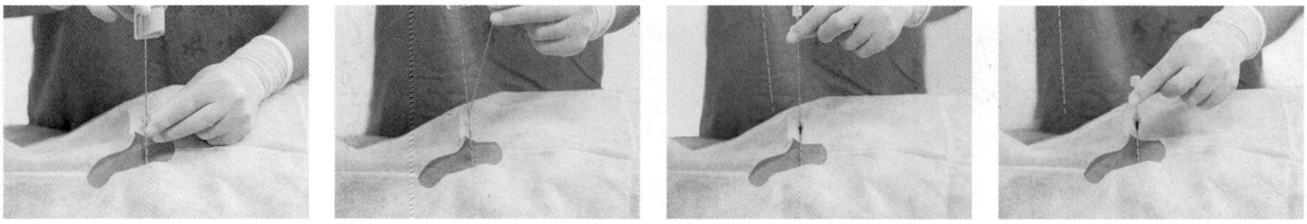

图 4-9　展示了 1 例患者在穿刺活检过程中，活检枪与同轴针芯交替的连续画面。当完成击发活检后，在拔出活检枪的同时，应将同轴针芯的尖端置于同轴外套管的尾端，在拔出活检枪的瞬间，尽快将同轴针芯沿同轴外套管置入，完成对同轴外套管的封闭

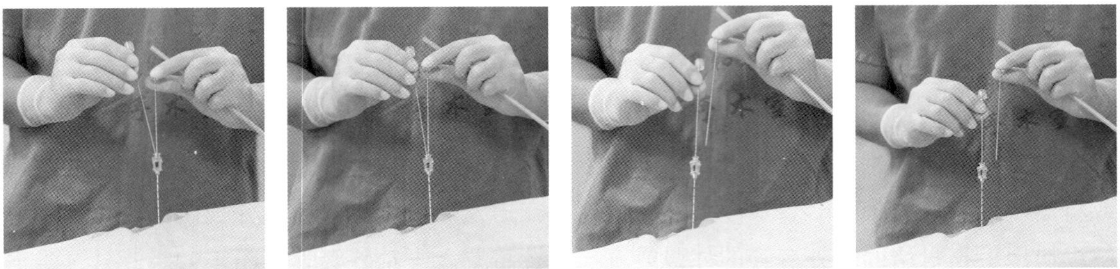

图 4-10　该图展示的是锐性针芯与钝性针芯互换时的连续画面。双手各持一根同轴针芯，当拔出一根针芯的瞬间，尽快将另一根针芯沿同轴外套管置入，最大限度地减少同轴外套管以中空状态的暴露时间，减少并发症的发生

为了减少气胸和出血等并发症的发生，在穿刺活检过程中，当穿刺针穿透胸膜进入肺组织后，应尽量避免对其进行反复调整。由于受术者水平经验、靶病灶大小部位、患者肌肉紧张度变化以及呼吸运动等多种因素的影响，在穿刺过程中往往会出现进针方向的偏差。因此，进针过程中的穿刺针调整技术就显得尤为重要。根据同轴穿刺针的大小和特性，我们可将常用的穿刺针型号分为两类。一类由于同轴穿刺针的直径较粗，故而柔韧性较差，我们称之为刚性针，以 18G 同轴穿刺针为代表。另一类由于直径较细，因此其柔韧性较为理想，我们称之为柔性针，以 20G 同轴穿刺针为代表。在穿刺进针过程中，根据所使用的同轴穿刺针的不同特性，常用的调整技术有以下两种，即推 / 压针技术（图 4-11）和弯针技术（图 4-12）。对于刚性穿刺针（18G）而言，由于其刚性较大，按压调整时不易出现穿刺针弯曲，且方向较易把控，在修正进针方向时以推 / 压针技术更为常用。而对于柔性穿刺针（20G）而言，由于其直径较细，穿刺针本身在外力作用下易出现针身的弯曲，形成一定的弧度，使用简单的推 / 压针技术无法有效地控制进针方向，因此在进行穿刺针调整时以弯针技术更为常用和实用。

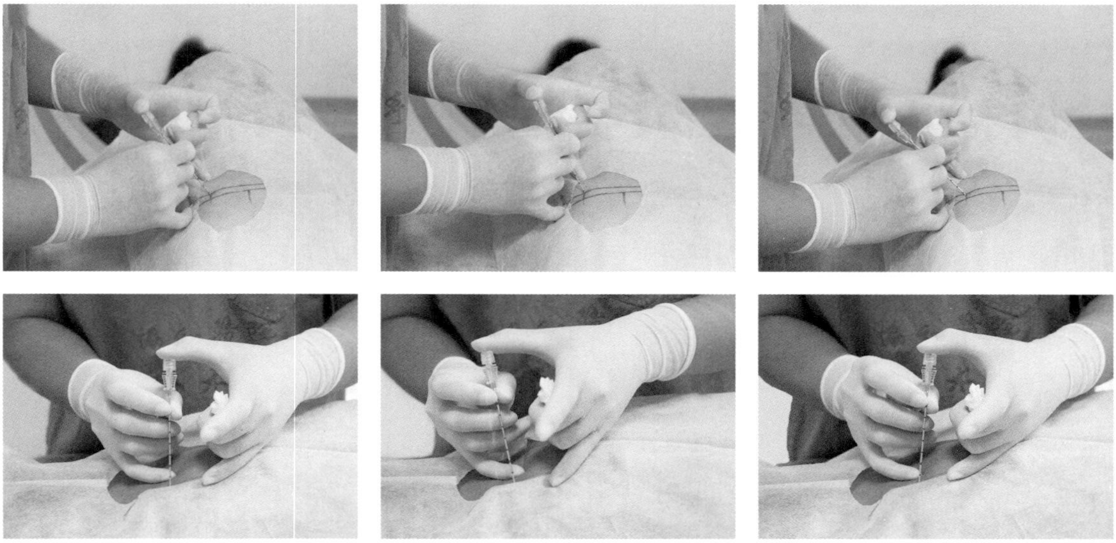

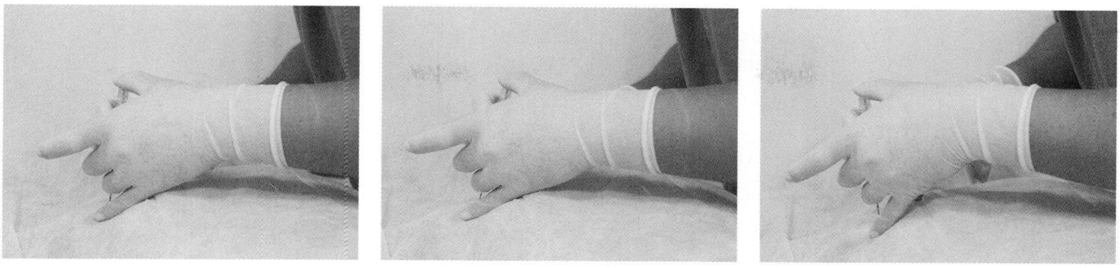

图 4-11　穿刺针的推 / 压针技术

该图分别展示了在三维空间不同平面内对同轴穿刺针的推 / 压针技术，利用辅助手（相对于持针手而言）拇指的推 / 压动作，以调整同轴穿刺针的进针方向。对同轴穿刺针的调整应尽早完成，当进针深度逐渐增加时，推 / 压针技术对同轴穿刺针的调整能力将越来越弱

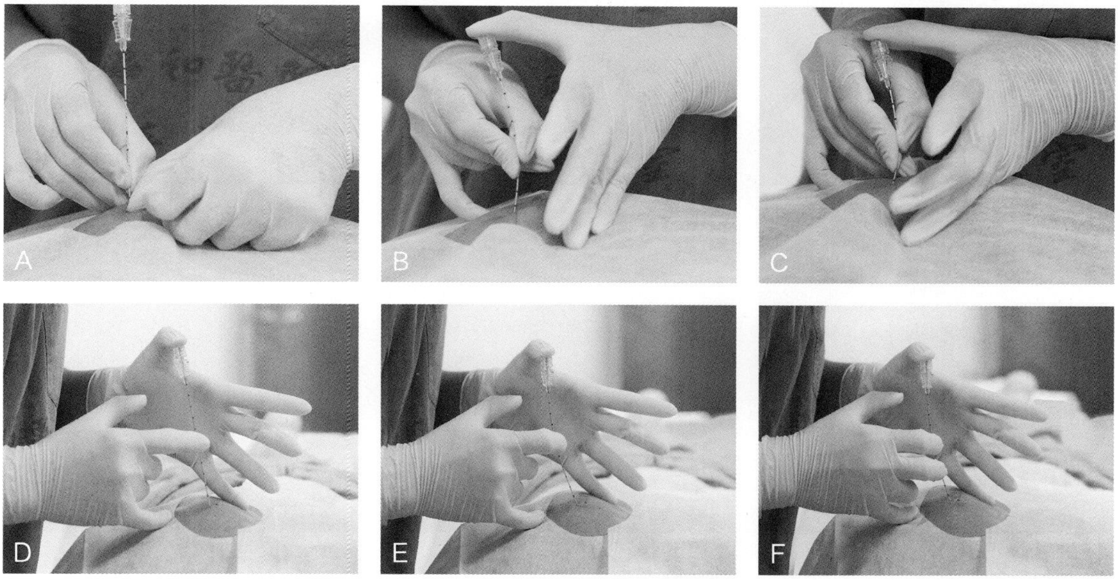

图 4-12　穿刺针的弯针技术——执笔式和推压式

A ～ F 分别展示了两例穿刺活检过程中，不同手法的弯针技术——执笔式和推压式。两种手法并无优劣之分，可根据术者的控针习惯灵活运用。与压针技术不同，弯针技术为持针手发力控制进针方向，辅助手辅助控针

活检前穿刺针调整技术在提高诊断率和降低并发症发生率方面显得非常重要。如果穿刺针并未进入预定的穿刺活检部位，而在其周边区域内，我们依然可以通过活检前调整穿刺针角度来获取诊断标本（图 4-13），而不需要退针进行二次穿刺，这样可以最大限度地保护肺组织、胸膜结构及肺内血管，降低穿刺活检的并发症发生率。如果活检枪的取材射程范围内包含重要的组织结构或器官，我们同样可以利用活检前对穿刺针角度的调整，在获取组织标本的同时，避免出现严重并发症。应特别注意，不同种类的活检枪有着不同的取材活检范围，使用前务必仔细地阅读使用说明。

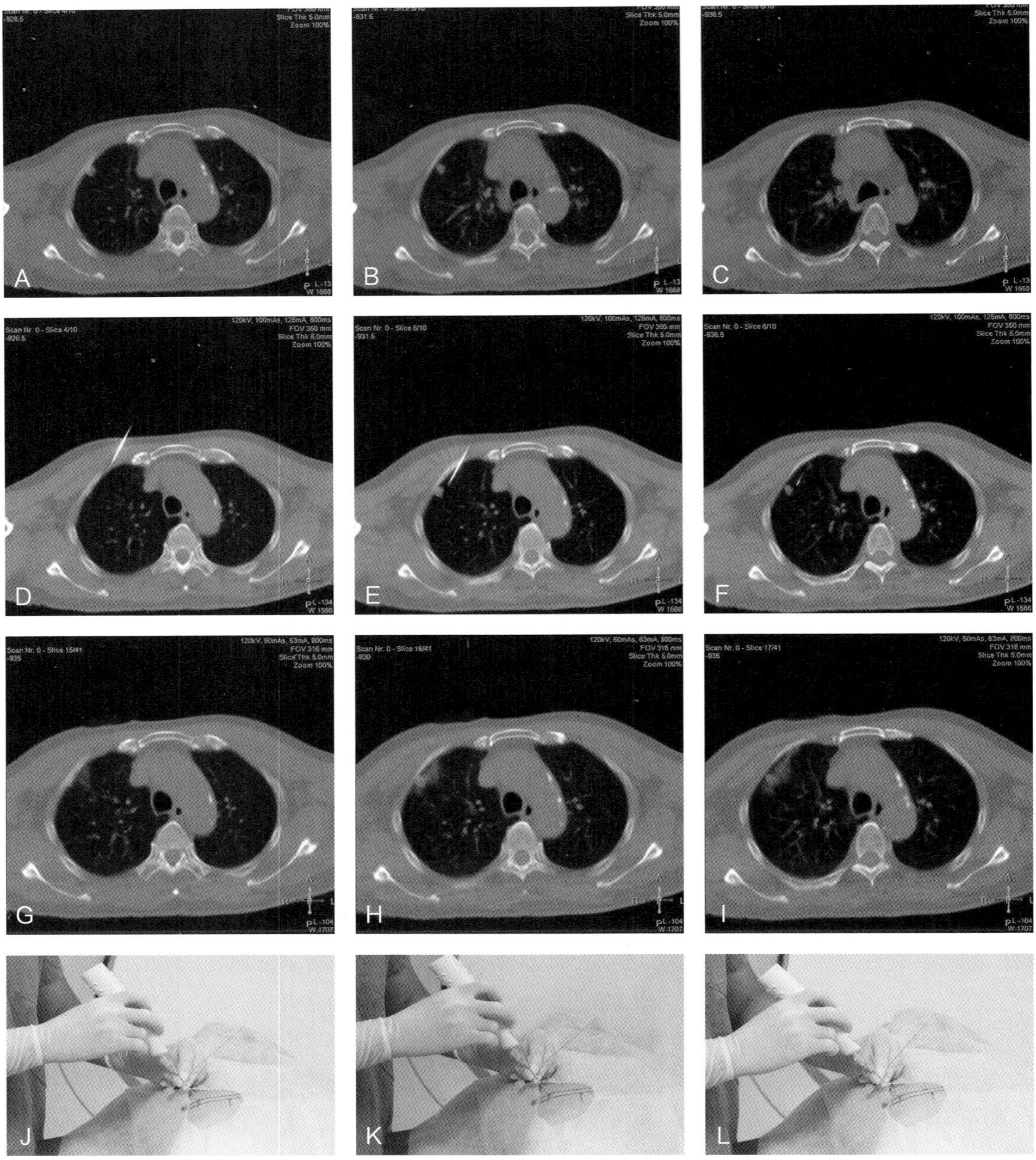

图 4-13　A ~ C. 显示患者右肺上叶前段近胸膜下小结节影，选取仰卧位进行穿刺活检。D ~ F. 显示穿刺活检的实时 CT 影像，如活检前不加调整，则有可能活检脱靶，造成取材失败。如退针调整，则会增加对正常肺组织及肺内血管的损伤。G ~ I. 在没有退针调整的状态下，仅通过活检前的方向调整控制——在激发活检前，将活检枪连同同轴外套管整体下压一定角度，便成功取材。拔除同轴穿刺后再次进行 CT 扫描，可见活检针道的渗出性改变贯穿靶结节，未见气胸等并发症的发生。病理结果示：（右肺）腺样囊腺癌，结合患者既往有左侧下颌下腺腺样囊腺癌手术史，肺内病灶考虑为转移性病变。J ~ L. 显示在活检前，通过对同轴外套管和活检枪的整体调整，如下压、上推等不同方向的调整（请注意同轴外套管和活检枪的细微角度变化），实现对活检线路的调整变化，从而达到精准取材的目的

（尹中元）

第三节　脊柱旁通路和“胸膜窗”技术

纵隔结节 / 肿块的穿刺活检，我们应该尽可能地遵从优先实施经肺外通路进针活检的原则，这样可以最大限度地降低穿刺活检的并发症概率。对于前纵隔结节 / 肿块，我们可以利用其靠近前胸壁的解剖学定位特征，通过经胸骨、经胸骨上或经胸骨旁通路（均为经肺外通路）进针穿刺活检。对于位于中后纵隔的结节 / 肿块，同样存在着一条天然的肺外通路——脊柱旁通路。在脊柱旁，胸内筋膜（椎前筋膜向后方及两侧的延续，位于胸壁的内侧面，壁层胸膜的外面）与壁层胸膜之间存在着一定宽度的脂肪间隙，利用这一间隙可以完成对部分中、后纵隔结节 / 肿块的穿刺活检。由于对壁层及脏层胸膜均无损伤，因此经此通路穿刺活检的并发症风险相对较低。对于无法通过此肺外通路完成穿刺活检，而经肺通路穿刺活检又有着较高的并发症发生风险，又有学者设计了穿刺针道经过胸腔积液或者是人工医源性气胸区域进入纵隔的肺外通路进行活检。这一技术巧妙地利用了壁层和脏层胸膜间潜在的生理性腔隙，避免了穿刺活检对肺组织及脏层胸膜的损伤，从而最大限度地降低了气胸、肺内出血及咯血的发生风险，我们称之为“胸膜窗”技术。

脊柱旁通路穿刺活检可以与胸骨上、胸骨旁或经胸骨通路穿刺活检形成良好的互补，主要用于完成后纵隔结节或肿块的穿刺活检（图 4-14），在某些特定的条件下，可实现左侧气管旁区域结节 / 肿块的穿刺活检（图 4-15）。有些患者的脊柱旁胸膜外间隙增厚增宽，使得穿刺针有一个安全的空间通过，而不损伤壁层、脏层胸膜及肺组织。但绝大多数患者仍需要通过在该区域注射生理盐水，或者稀释的碘化造影剂，才能达到推移壁层胸膜，获得穿刺针所需的胸膜外空间的效果[1, 2]（图 4-16）。通常需要 10 ～ 20ml 生理盐水就可以满足增宽该胸膜外间隙的要求，但有时则需要更多的生理盐水才能达到上述效果[3]。如果同轴穿刺针未能正确进入该间隙，例如进入了胸内筋膜外、血管或是胸膜腔，则也无法达到增宽该间隙的目的。并且，随着注入生理盐水的流动，增宽的脂肪间隙会迅速地恢复到原有状态，因此，要求穿刺进针及活检必须尽快完成。进针点应位于肋骨的上缘，以免损伤肋间血管和神经。在穿刺过程中，还应注意避免损伤食管、奇静脉及椎前的血管和神经。有学者[1, 2]建议，对于在普通 CT 扫描影像上无法明确食管区域的患者，可口服增强剂加以区分，以绝对避免对食管的损伤。除了上述结构损伤所导致的相应并发症外，还有一些罕见并发症的报道[1～3]，例如血管迷走神经反应、肋间神经炎和损伤交感神经节导致的一过性的 Horner 综合征。

对于纵隔结节 / 肿物合并同侧的非包裹性胸腔积液，可以通过保持对侧（健侧）卧位，使其流动至纵隔胸膜的凹陷处，恢复穿刺体位后，则会形成一个由胸腔积液填充的“胸膜窗”[2, 4]，使得穿刺针可以不损伤肺组织及脏层胸膜直接进入纵隔活检（图 4-17，图 4-18）。

通过人工医源性气胸[2, 4]也可以实现“胸膜窗”下纵隔结节 / 肿块穿刺活检。利用钝性穿刺针穿透壁层胸膜，而后经穿刺针向胸膜腔注入空气实现。而注入的空气可以在穿刺活检结束之后通过套管针抽出，使得被空气压缩的肺组织复张。这一方法同样避免了脏层胸膜的损伤，因此，可以降低因脏层胸膜受损导致持续性气胸所带来的不良后果，特别适用于合并严重 COPD 的患者。但上述两种方法并非每次都能顺利实施，对于胸膜增厚、粘连或是有分隔出现时液体的“胸膜窗”技术常常无法实施。而气体的“胸膜腔”技术由于人工医源性气胸的实施，可能会误伤脏层胸膜，导致持续性气胸的出现，故在操作过程中需谨慎实施。

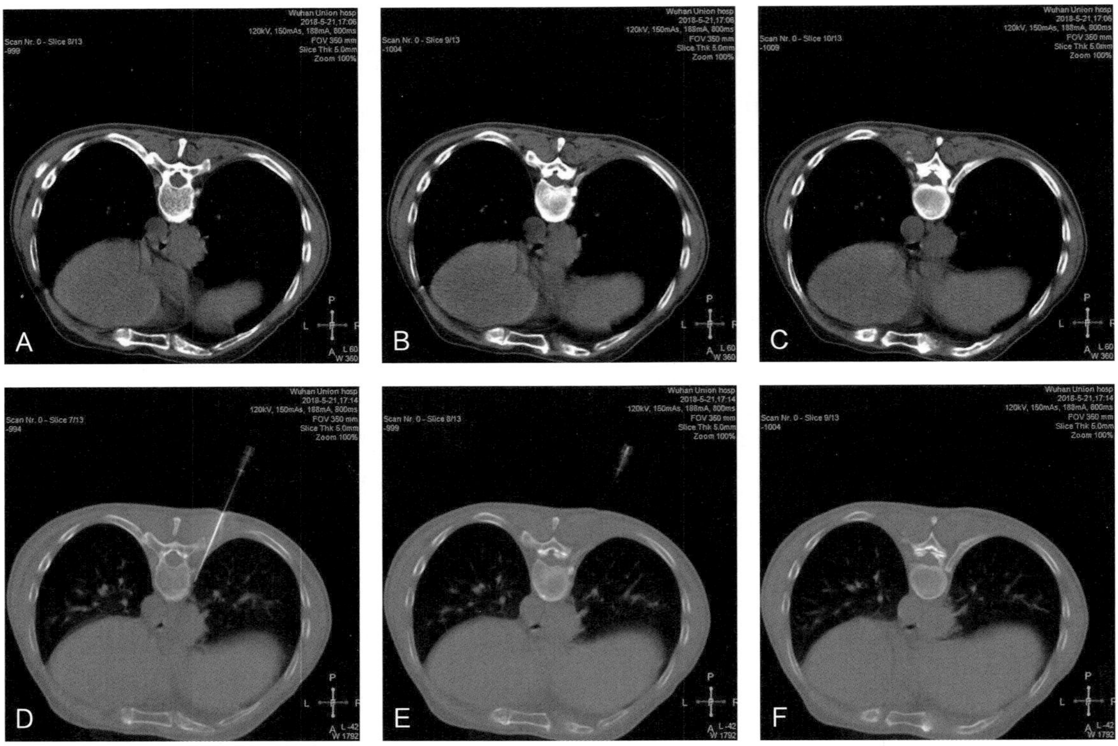

图 4-14　A ~ C. 显示患者后纵隔食管旁右侧椎前结节影，选取俯卧位，尝试通过椎旁通路进针，进行穿刺活检；D ~ F. 显示穿刺活检的实时 CT 影像，同轴穿刺针沿胸椎脊柱旁，胸内筋膜与壁层胸膜之间的脂肪间隙进针，到达后纵隔的椎前结节，完成活检。病理结果示：腺癌。由于进针路径为肺外通路，未损伤脏层胸膜，故未见气胸及肺内出血征象

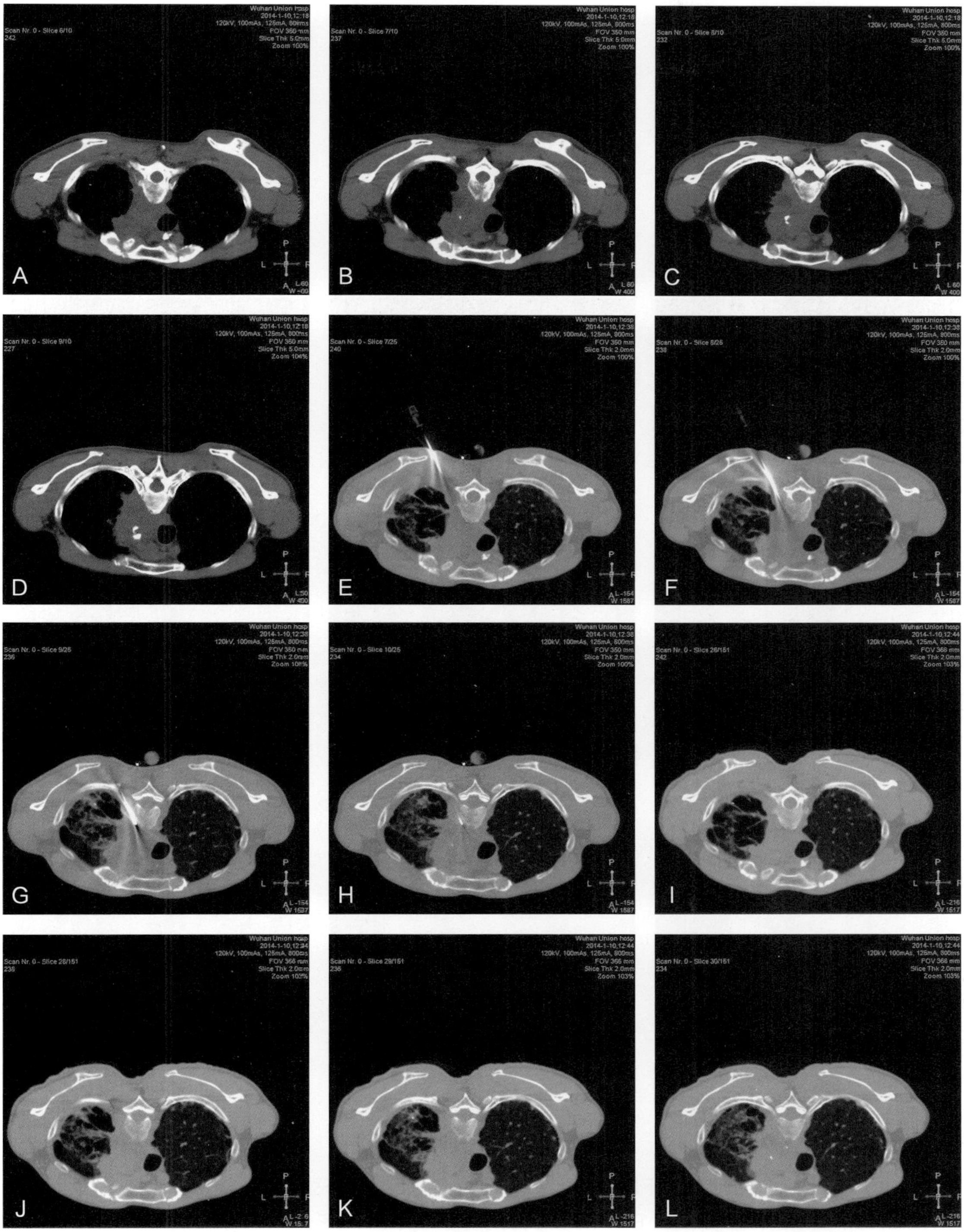

图 4-15　A ~ D. 显示患者上纵隔左侧气管旁区域软组织肿块影形状不规则，向后方延续生长，至左侧肋椎关节处，选取俯卧位进行穿刺活检；E ~ H. 显示穿刺活检的实时 CT 影像，同轴穿刺针沿左侧脊柱旁进针，通过肋间隙，经由椎旁间隙到达肿块，完成活检；I ~ L. 显示活检完成后，拔除同轴穿刺针，再次进行 CT 扫描，未见气胸及肺内出血征象。病理结果示：（上纵隔）腺癌（肺来源可能）

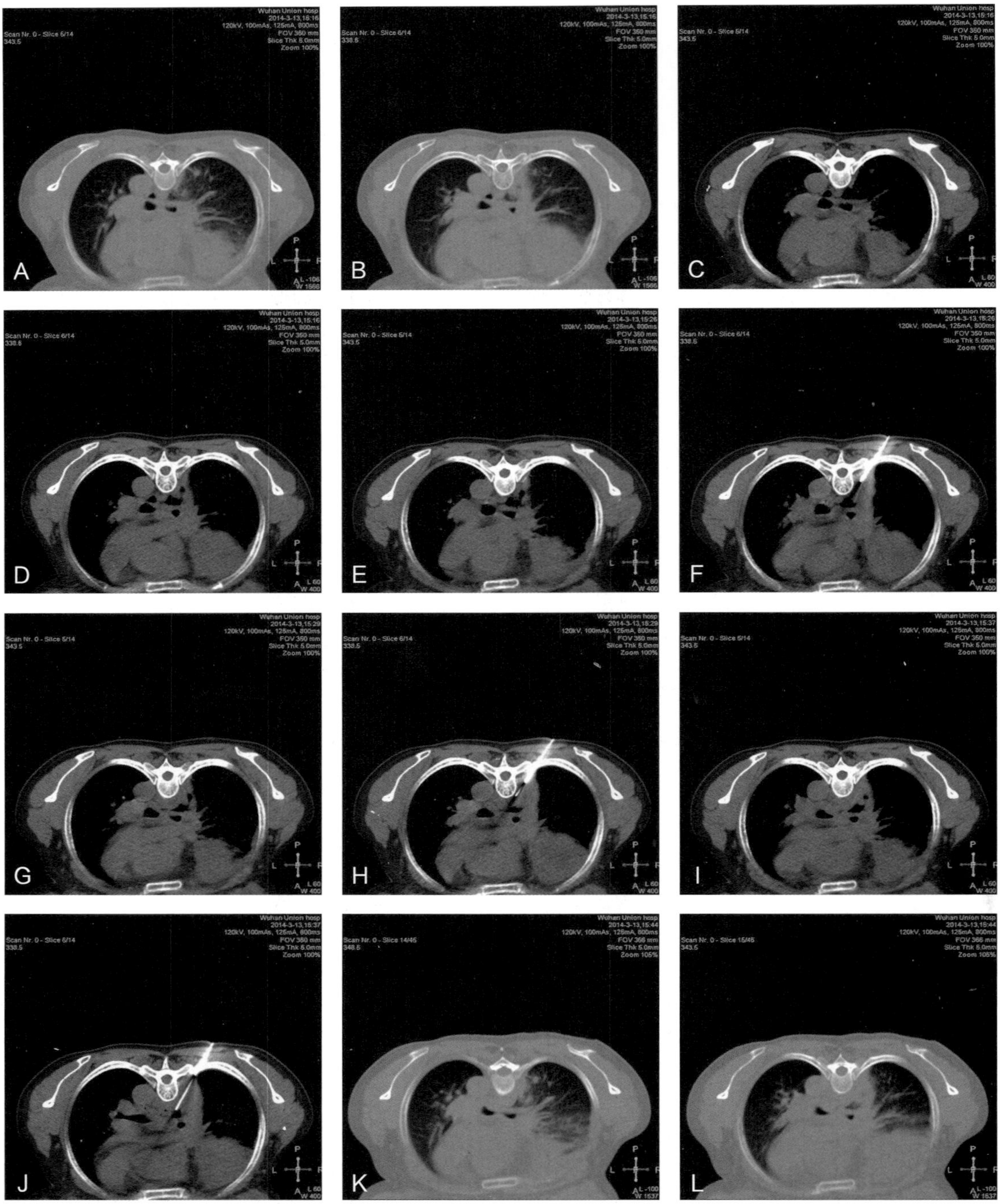

图 4-16　A ~ D. 显示患者隆突下肿大淋巴结，右肺下叶背段部分不张，右侧胸腔积液。选取俯卧位对隆突下肿大淋巴结进行穿刺活检；E ~ H. 显示穿刺活检的实时 CT 影像，可见同轴穿刺针于椎旁进针，针尖位于肋骨内侧缘，拔除针芯，通过同轴外套管注射生理盐水 20ml，再次进行 CT 扫描，可见同一床值（343.5），同一层面的椎旁间隙增宽；I、J. 显示继续沿增宽的椎旁间隙进针，到达隆突下淋巴结后方预设区域，预留活检的安全空间，完成活检；K、L. 显示完成活检后，拔除同轴穿刺针，再次进行 CT 扫描，未见气胸及肺内出血，椎旁间隙的增宽效果仍然满意。病理结果示：（纵隔淋巴结）转移性肺腺癌，TTF-1（+），P63（-），ALK（D5F3）（+）

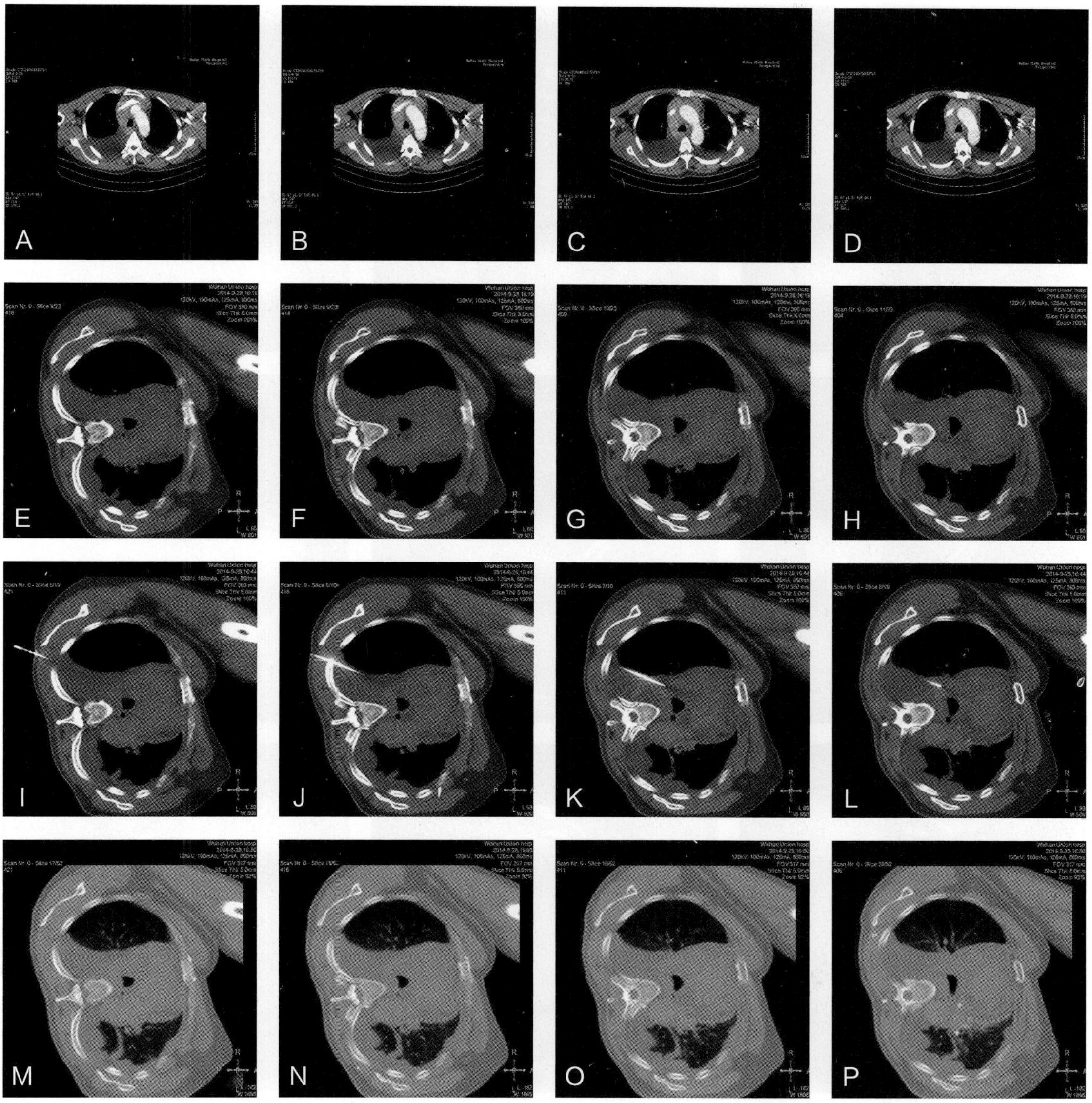

图 4-17　A ~ D. 显示患者多发纵隔淋巴结肿大，合并右侧中等量胸腔积液，左侧少量胸腔积液；E ~ H. 显示利用重力作用，选取左侧卧位，使得右侧胸腔积液聚集于右侧胸腔最低处，形成纵隔结构与胸壁之间的天然肺外通道——胸膜腔通路；I ~ L. 显示穿刺活检的实时 CT 影像，可见同轴穿刺针经后胸壁进针，通过肋间隙走行于“液体胸膜窗’内，到达 4R 组淋巴结；M ~ P. 显示完成活检后，拔除同轴穿刺针，再次进行 CT 扫描，未见气胸及肺内出血征象，右侧胸腔积液未见明显增加。病理结果示：（纵隔淋巴结）转移性肺腺癌，TTF-1（+），EGFR 基因检测（-），ALK（D5F3）（+）

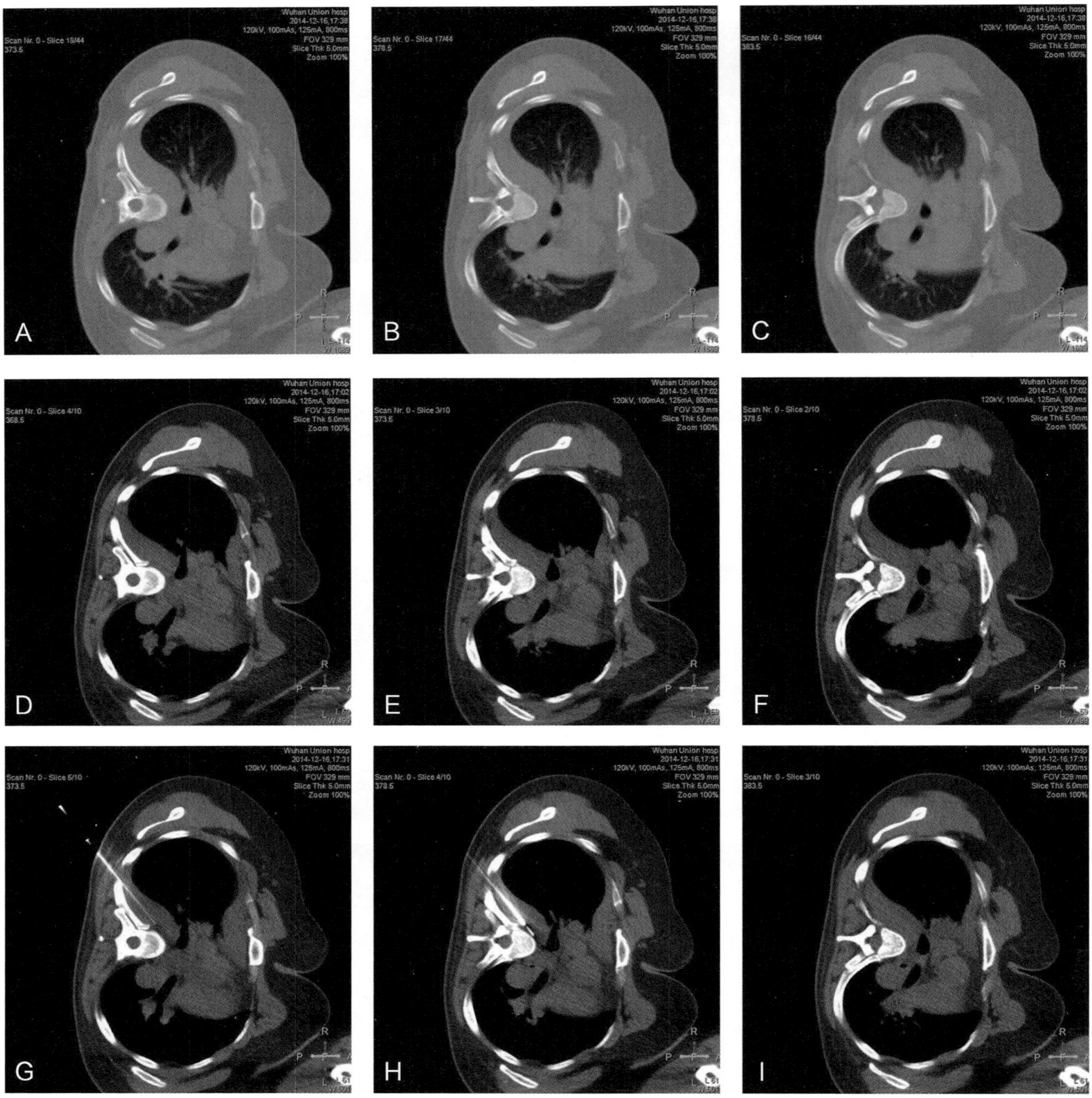

图 4-18　A ~ F. 显示患者隆突下淋巴结肿大，合并右侧中等量胸腔积液。选取左侧卧位进行穿刺活检，利用重力作用，使得右侧胸腔积液聚集于右侧胸腔最低处，形成纵隔结构与胸壁之间的天然肺外通道——胸膜腔通路；G ~ I. 显示穿刺活检的实时 CT 影像，可见同轴穿刺针经后胸壁进针，通过肋间隙走行于“液体胸膜窗”内，到达 7 组淋巴结，完成活检

（尹中元）

参考文献

［1］Langen H J, Klose K C, Keulers P, et al. Artificial widening of the mediastinum to gain access for extrapleural biopsy:clinical results. Radiology, 1995, 196:703-706.

［2］Bressler E L, Kirkham J A. Mediastinal masses: alternative approaches to CT-guided needle biopsy. Radiology,

1994, 191:391-396.
[3] Grant T H, Stull M A, Kandallu K, et al. Percutaneous needle biopsy of mediastinal masses using a computed tomography-guided extrapleural approach. J Thorac Imaging, 1998, 13:14-19.
[4] Protopapas Z, Westcott J L. Transthoracic hilar and mediastinal biopsy. Radiol Clin North Am, 2000, 38:281-291.

第四节　呼吸运动对穿刺活检的影响

呼吸运动是肋间肌和膈肌等呼吸肌群在神经系统控制下，进行有节律的收缩和舒张形成的，分为两个时相，即吸气相和呼气相。肺结节随呼吸节律的运动主要受其生长部位及呼吸运动幅度的影响。

通过肺部 4D CT 扫描观察发现，肺结节的运动是一个非常复杂且不规律的内运动，以头脚方向的运动为主，腹背方向及左右横向的运动幅度较小。有文献报道[1]，肺结节在肺内不同方向运动范围的平均值分别为 6.0 mm±2.2mm（SI 头脚方向）、2.8mm±1.6mm（AP 腹背方向）、2.2mm±1.3mm（LL 左右横向），运动范围分别为 1.85 ～ 18.75mm（SI 头脚方向）、1.01 ～ 8.86mm（AP 腹背方向）、2.10 ～ 6.36mm（LL 左右横向）。通常位于下肺、邻近膈顶区域的肺结节，其运动范围较大，越靠近肺尖、脊柱区域的肺结节，其运动范围越小。有报道称[2]，位于上肺的结节其运动范围的平均值为 3.6mm±1.6mm，位于下肺的结节其运动范围的平均值为 8.2mm±4.2mm。此外，毗邻左心室的肺结节也容易受到心脏搏动的影响，产生一定范围的运动。

对于选择屏气状态下穿刺活检或自由呼吸状态下穿刺活检，每位手术操作人员都有其观点和习惯。屏气状态下的穿刺活检最直接的优势是将一个动态的过程简化成为一个静态的过程。但就患者的耐受性而言，这将是一个巨大的挑战，它需要患者反复屏气，不仅增加了患者的紧张程度，并且要求患者每次屏气时吸气的深度要尽可能保持一致，这有时恰恰成为穿刺活检失败的一个原因。因此，对于利用常规 CT 或 CBCT 进行图像引导时，我们的建议是选择自由呼吸状态下进行穿刺活检。自由呼吸状态有利于患者放松，消除患者的紧张情绪，从而更有利于患者配合医师完成穿刺活检操作。所谓自由呼吸状态并非让患者完全随意呼吸，通常在术前 1 ～ 2d 开始训练患者的呼吸运动，使其尽量均匀呼吸，避免深大的呼吸运动，保持相对稳定的呼吸节律和呼吸深度，使得穿刺活检操作更加安全高效的完成。除此以外，我们还可以选择利用 CT 透视进行图像引导完成穿刺活检。对于一个处于运动状态下的肺结节而言，CT 透视可以帮助医师捕获该结节的一个实时影像，但需要患者进行呼吸控制的配合，换言之就是需要患者在进行 CT 扫描及进针时保持屏气状态。另外，CT 透视需要手术医师暴露在射线下，即便在完善的放射防护条件下，该操作仍然增加了医源性辐射对医务人员的伤害。另有研究报道，CT 透视与 CBCT 相比，在肺结节的诊断效率上并没有显著的差异。因此，在我国鲜有 CT 透视引导进行肺结节穿刺活检的报道。

在使用常规 CT 或 CBCT 进行图像引导穿刺活检时，对于随呼吸运动活动范围较大的肺结节，建议采用肺内分步进针法完成穿刺活检。由于肺结节的运动位移主要发生在头脚方向，而在腹背及左右方向位移较小，在穿刺进针时，应在肺外阶段完成在轴位 CT 影像中对同轴套管针的方向调整。在同轴套管针穿透胸膜进入肺内走行的后续操作中，根据术者的经验水平，人为地将预设肺内穿刺路径分为 2 ～ 3 个阶段进行分步、分段进针。根据上次扫描的 CT 影像，确定针尖、针道和肺结节的位置关系，进而决定下一步进针时穿刺针在头脚方向的调整策略。调整时常用的技术方法为压针 / 弯针技术，以及吸气 / 呼气时相进针技术。吸气 / 呼气时相进针技术是指，控制同轴穿刺针保持一定方向，勿使其随患者的呼吸运动发生摆动，同时观察患者呼吸运动时胸腹壁的起伏规律，在吸气 / 呼气时某一特定时相完成进针操作（图 4-19，图 4-20）。该方法可与压针 / 弯针技术同时使用，从而最大限度地增加同轴穿刺针的调整空间；也可以单独使用，达到一定范围内同轴穿刺针在头脚方向调整的目的。因该方法不易控制调整穿刺针的调整范围，故建议每次进针深度不超过 2cm，随即进行 CT 扫描，再次确定针尖、针道和肺结节的空间位置关系，分步完成穿刺进针过程。

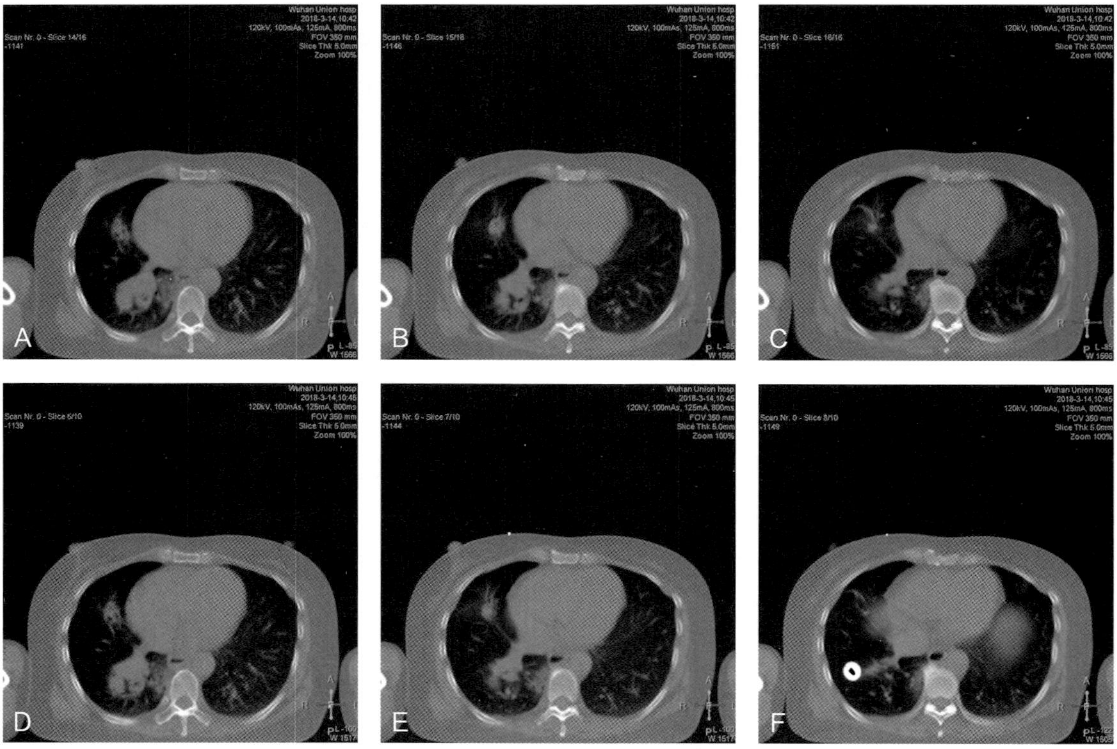

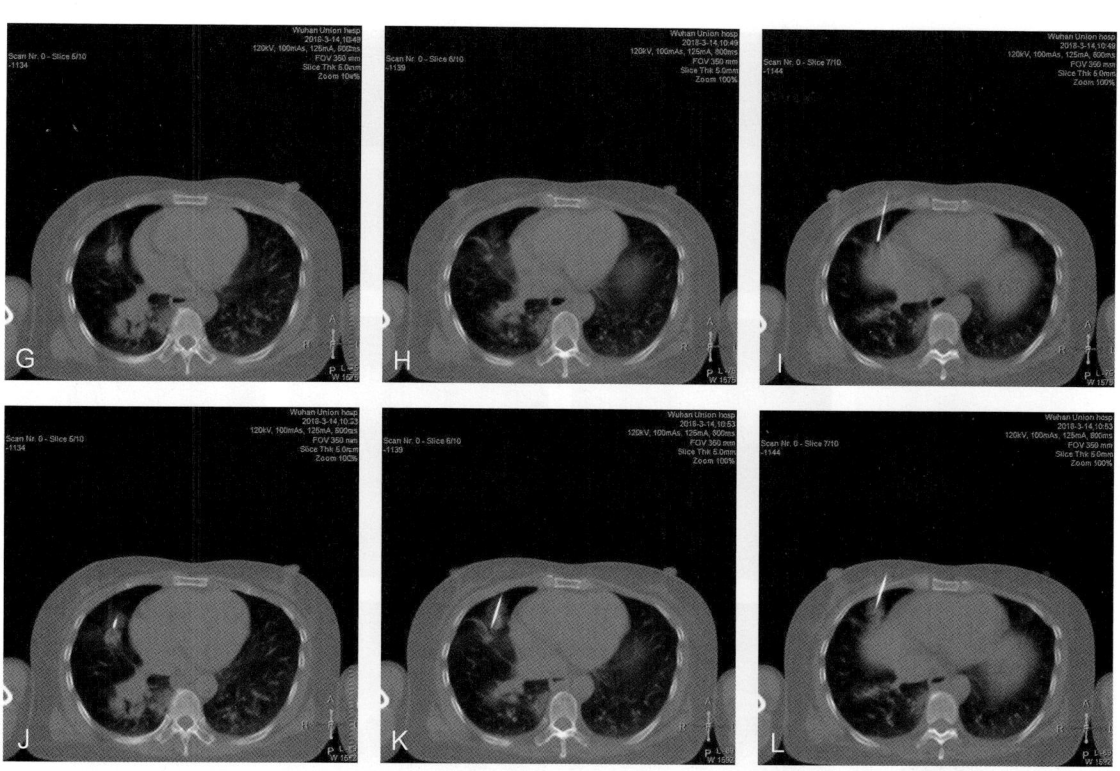

图 4-19　A ~ C. 显示右肺中叶外侧段及右肺下叶外基底段结节，选取仰卧位进行右肺中叶外侧段结节穿刺活检。根据该扫描序列，选取图 A、B. 为进针层面，床值 -1146，并以铅点标记进针点。D ~ F. 显示经铅点标记后，再次进行 CT 扫描，铅点标记层面床值 -1144，与上一定位序列一致。G ~ I. 显示穿刺活检的实时 CT 影像，经由铅点标记点进针，进针层面床值 -1144，但结节的最大层面受呼吸运动的影响，已移至图 G，床值 -1134，位于进针层面头侧 1cm。由于相距较大，无法通过单纯的压针技术纠正存在的距离偏差，故选择退针至胸膜下（肺内一侧），待患者吸气时向头侧进针（此时结节向脚侧运动）。J ~ L. 显示吸气时相调整进针后，再次进行 CT 扫描，进针层面床值仍为 -1144，与前次位置一致，同轴穿刺针斜行向头侧走行，针尖准确到达结节最大层面（床值 -1134），完成活检。病理结果示：坏死组织及少量纤维组织伴大量组织细胞浸润，坏死组织内见丰富的细胞残影伴个别多核巨细胞反应，免疫组化染色示细胞残影 PCK9（+），TTF-1（-），结合病史考虑肺癌放疗后坏死改变

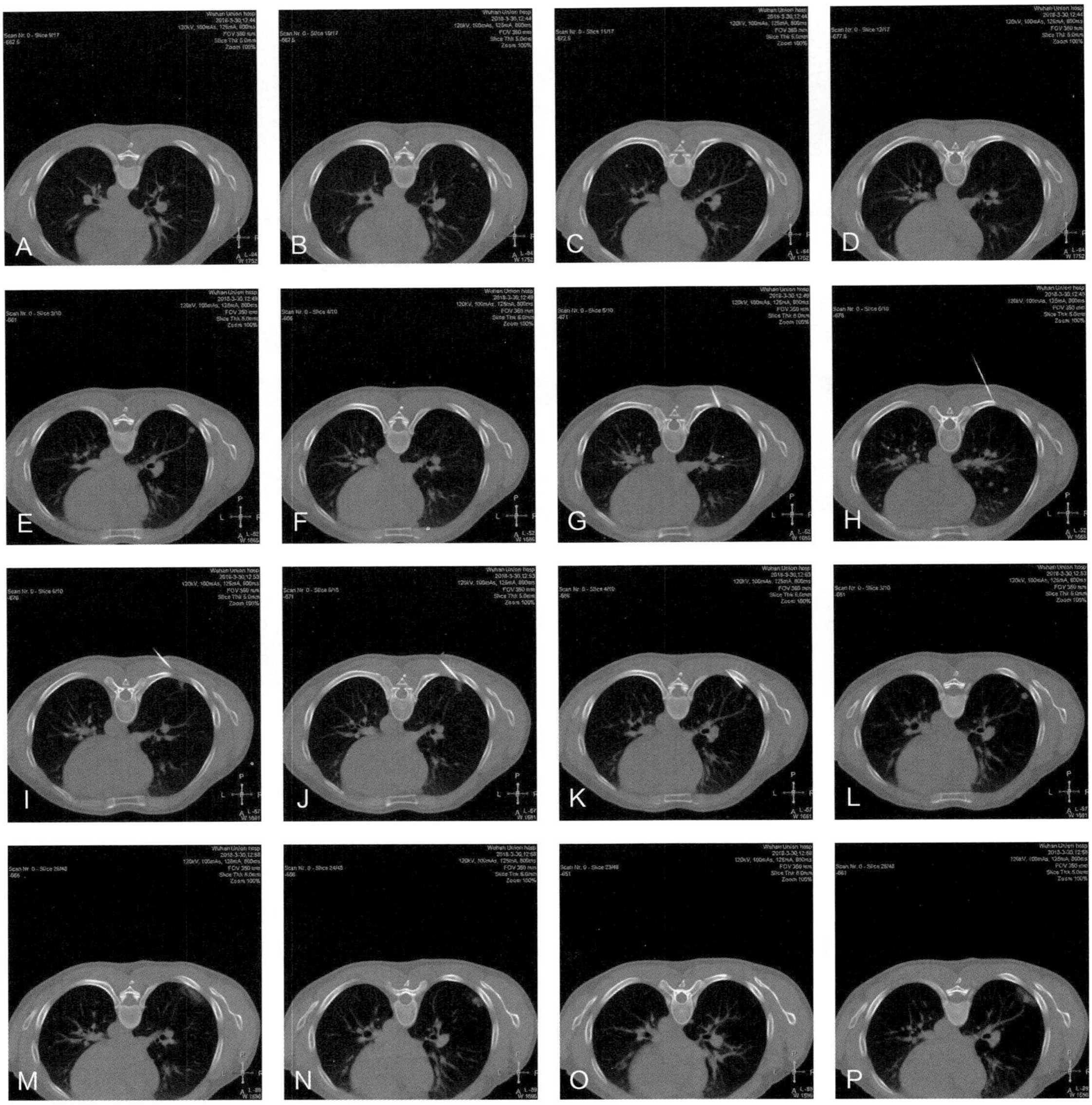

图 4-20　A ~ D. 显示右肺下叶外基底段小结节，选取俯卧位进行右肺小结节穿刺活检。根据该扫描序列，C 图为进针层面，床值 -672.5。E ~ H. 显示穿刺活检的实时 CT 影像，经由预设层面进针至胸膜，再次扫描，见进针层面床值 -671（与上一扫描序列一致），但由于呼吸运动的影响，结节的最大层面已产生较大位移（床值 -661），位于进针层面头侧 1cm。由于相距较大，无法通过单纯的压针技术弥补纠正存在的距离偏差，故选择退针至胸膜下（肺内一侧），待患者吸气时向头侧进针（此时结节向脚侧运动）。I ~ L. 显示吸气时相调整进针后，再次进行 CT 扫描，进针层面床值仍为 -671，与前次位置一致，同轴穿刺针斜行向头侧走行，针尖准确到达结节最大层面（床值 -666），完成活检取材。M ~ P. 显示完成活检后，拔除同轴穿刺针，再次进行 CT 扫描，见渗出性改变（即为取材区域）贯穿小结节，未见气胸发生。病理结果示：（右肺）转移性多形性腺瘤，CK7（-），EMA（-），CD117（-），SOX-10（+），S-100（+），P53（部分 +），TTF-1（-）

通过上述技术的应用，应尽可能调整同轴穿刺针针尖到达肺结节取材区表面，确保活检取材的准确性。在穿刺过程中，利用上述技术动作对同轴套管针进行调整，仍无法完全到达取材区表面，如针尖与预设取材区仅相距 1 个 CT 层面时（5mm），仍可以通过压针 / 弯针激发活检技术或利用吸气 / 呼气时相激发活检技术来进行弥补。这一技术的运用对术者的操作技巧提出了更高的要求，在常规 CT 或 CBCT 引导下进行穿刺活检时，该项技术虽然可以避免因反复调整穿刺针造成的肺组织损伤，但仍有一定的盲目性和活检取材不确定性，在运用过程中，应谨慎实施。

（尹中元）

参考文献

[1] Analysis of Lung Tumor Motion in a Large Sample: Patterns and Factors Influencing Precise Delineation of Internal Target Volume, 2016,96(4):751-758.

[2] Urschel H C, Kresl J J, Luketich J D, et al. Treating Tumors that Move with Respiration[M]. Springer Berlin Heidelberg, 2007.

第 5 章　特殊部位及类型的穿刺活检

第一节　小结节 /GGO 的穿刺活检

肺结节通常是指 CT 或 X 线中发现的直径≤ 3cm 的类圆形或不规则形病灶。其中直径≤ 2cm 的类圆形病灶又称为肺部小结节。根据结节的密度，可分为磨玻璃结节（ground-glass opacity, GGO）和实性结节。GGO 是肺部小结节中较为特殊的一类，是指影像学上表现为模糊而不透光的模糊影，这种密度影对伴行的肺血管并不产生遮盖效果，由肺实质异常改变所致。随着低剂量 CT 广泛应用于肺癌筛查，GGO 的检出率明显上升[1～3]。随着对 GGO 认识的不断深入，对其关注度亦逐年增加（图 5-1）。GGO 的标准定义是"在 CT 图像上肺密度轻度增加，支气管、血管束清晰可辨，形似磨玻璃"[4]。定义中的这些特征是由部分空气填充，肺间质增厚，部分肺泡塌陷，或者增加的毛细血管血流量等导致的。GGO 可为多种不同疾病的影像学改变，主要包括恶性肿瘤、癌前病变及其他良性病变（炎症、肺纤维化、出血渗出等）[5,6]。

相比于实性结节，GGO 的重要意义在于其高恶性肿瘤诊断率。GGO 在影像学上又分为两类，一类叫作单纯性 GGO（pure ground-glass opacity, pGGO），没有实性成分，另一类叫作混合性 GGO（mixed ground-glass opacity, mGGO）或部分实性磨玻璃结节，除了纯 GGO 部分外还有实性部分[7]。在恶性的部分实性 GGO 中，实性部分具有侵袭性，而纯 GGO 部分则为原位腺癌。所以 GGO 的实变被认为是一个强烈的恶变信号[8]。也有研究报道，根据实性成分所占的比例，可以判断恶性肿瘤是否具有侵袭性[9]。据统计，约 20% 的 pGGO 在随访过程中发展为 mGGO；约 40% 的 mGGO 在随访中增大或实变区增大。

GGO 发展缓慢，通常从原位癌恶变需要花费数年时间，需要长时间的随访。按照 Fleischner 协会关于肺部小结节的治疗指南，小的 GGO 要求 2 年以上的随访[10]。但有的情况下，恶性磨玻璃病灶可以在大小上保持 36 个月不变[11]。GGO 常常预后较好，它们的病理特征通常是低侵袭性的，通常这些肿瘤被认为是可以外科切除的[12～15]。而对于原位腺癌和微小侵袭性腺癌，治疗方式应该不仅局限于外科切除术，还应该包括非侵入性治疗方法，比如射频消融术、冰冻消融术、立体定向外科[16]。因此，在这些治疗开始前，对 GGO 的组织学诊断确认是非常有必要的。

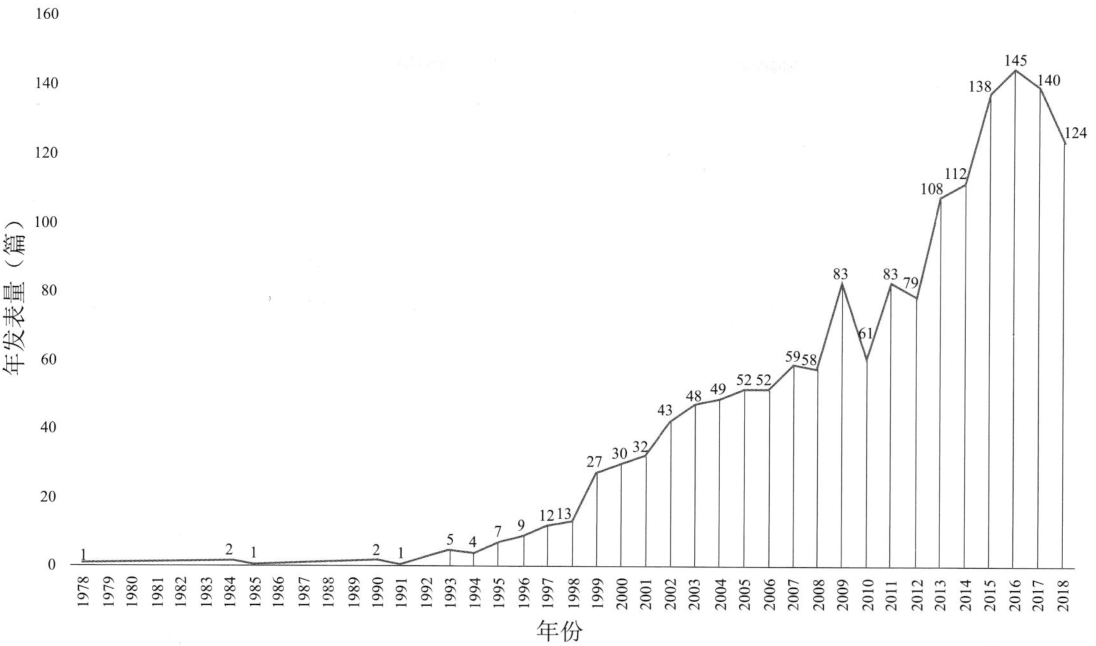

图 5-1　1978—2018 年的 40 年间，以 GGO 为关键词，在 Pubmed 数据库中检索到文章的年发表数量

虽然有研究认为 CT 上的不同形态有助于区分恶性 GGO 和良性改变，但一般来说单纯依靠 CT 检查来区分 GGO 的良恶性是非常困难的。CT 引导下活检是一项成熟的诊断技术，主要用于实性肺部病灶，但是关于 CT 引导下经胸廓细针穿刺活检 GGO 的报道大部分都是病例数较少的单中心研究。具体见表 5-1：

表 5-1　CT 引导下经胸廓细针穿刺活检 GGO 的单中心研究汇总

编号	研究	年份	样本量	诊断技术	针型	真阳性	假阳性	假阴性	真阴性
1	Kim et al[17]	2008	46	CT	针芯活检 18 G/20 G	33	1	3	9
2	Hur et al[18]	2009	28	CT 透视	吸引针活检 20 G/22 G	12	0	5	11
3	Yamauchiet al[16]	2011	67	CT 透视	针芯活检 18 G	59	0	2	6
4	Lu et al[19]	2012	49	CT	针芯活检 20 G	44	0	3	2
5	Inoue et al[20]	2012	66	CT 透视	针芯活检 20 G	58	0	3	5
6	Yamagami et al[21]	2013	85	CT 透视	针芯活检 18 G	58	0	8	19

在 2014 年发表的一个系统的、大样本的评估 CT 引导下经胸廓细针穿刺活检对于 GGO 的诊断效益的 Meta 分析发现，对于 GGO 病灶的 CT 引导下经胸廓细针穿刺活检具有高特异

度（0.94；95%CI，0.84 ～ 0.98）和高灵敏度（0.92；95%CI，0.88 ～ 0.95）[22]。SROC 曲线呈现了诊断试验的总体诊断效率，并且反映了敏感度与特异度之间的变化关系。基于 SROC 曲线的 Meta 分析显示敏感度和特异度的最大交接点是 0.92，曲线下面积（AUC）是 0.97，提示高水平的总体精确度。诊断比值比（diagnostic odds rate，DOR）是另一个可以反映诊断实验准确度的方法，它将特异度和灵敏度合并成一个值；在该研究中，DOR 是 131.38（95% CI, 39.6 ～ 436.0）。这些结果提示 CT 引导下经胸廓细针穿刺活检对 GGO 的诊断是非常有价值的。

不良事件的发生率在可接受范围内。气胸是经胸廓细针穿刺活检最常见的并发症，发生率为 16.0% ～ 51.8%。在 341 位患者中，只有 7 位患者需要留置胸腔引流管。咯血发生率为 8% ～ 23%，没有患者需要治疗 [22]。从穿刺技术层面上来看，GGO 的穿刺活检与普通肺结节的穿刺活检基本类似，同样需要注意避免引起气胸或出血的危险因素，从总体诊断效能及并发症发生情况来看，与普通肺结节大体一致。但也有部分研究者认为，GGO 本身为经皮肺穿刺活检发生出血的一个危险因素，分析其可能的原因主要是 GGO 的体积通常较小，在使用全自动活检枪进行切割式活检时会损伤到更多的肺组织及肺内血管，造成较为明显的肺内出血。我院完成的 GGO 穿刺活检同样表现为较为明显和广泛的肺内出血征象（图 5-2 ～图 5-4）。这一点在小结节的穿刺活检中同样经常出现。因此，我们要求对于小结节 / GGO 的穿刺活检，务求“一击必中”。因活检取材易出现较明显的肺内出血征象，如取材不满意，即使再次进行 CT 扫描，亦可能无法为我们提供有效的影像引导，导致最终无法进行有效的调整，导致活检取材失败。

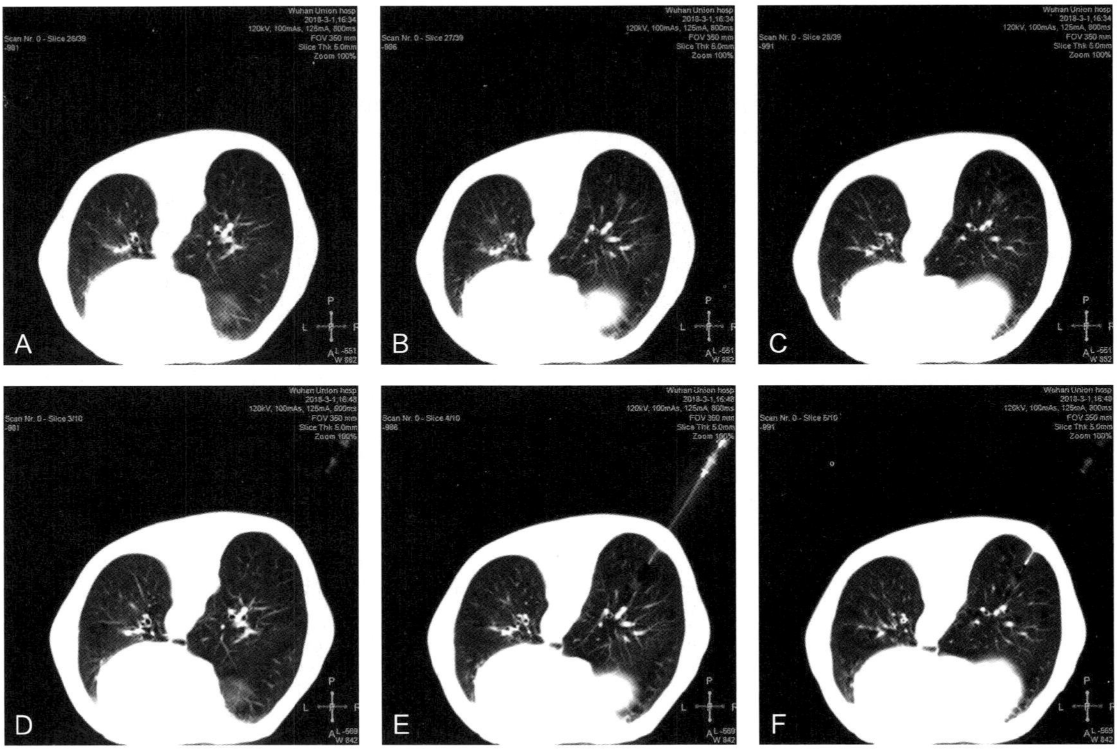

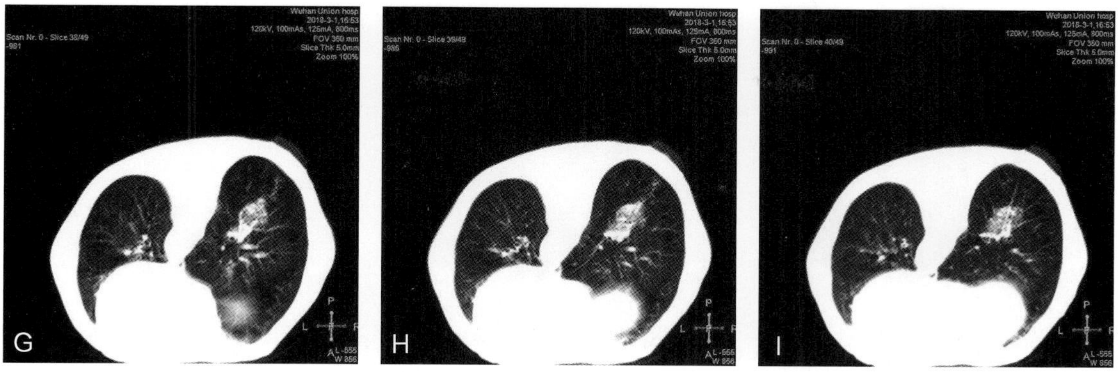

图 5-2　A ~ C. 显示患者右肺下叶后基底段 mGGO，选取俯卧位进行穿刺活检；D ~ F. 显示穿刺活检的实时 CT 影像，选取最短的穿刺路径，并尽量使同轴穿刺针与较粗大的肺内血管平行。图中显示同轴穿刺针到达预设位置，并未紧邻靶结节表面，为活检预留好空间，以免损伤该结节远端的肺内血管；G ~ I. 显示完成活检后，拔除同轴穿刺针。再次进行 CT 扫描，见靶结节活检区域明显的肺内渗出性改变，提示较严重的肺内出血。病理结果示：（右肺）浸润性腺癌

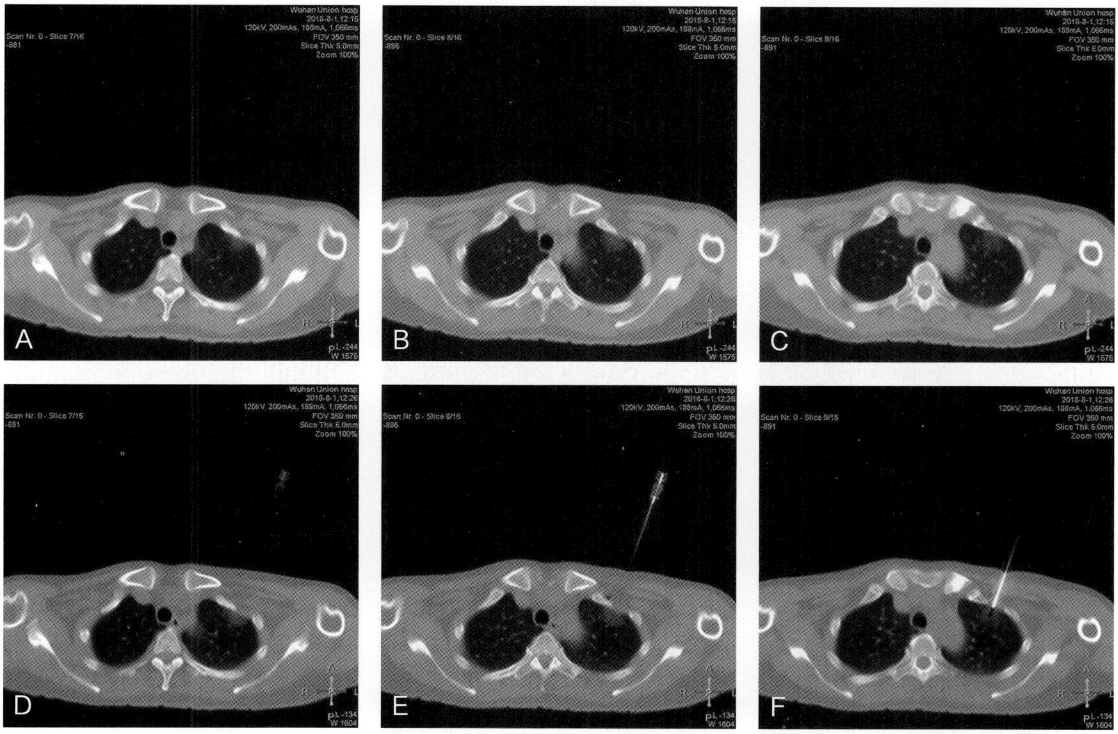

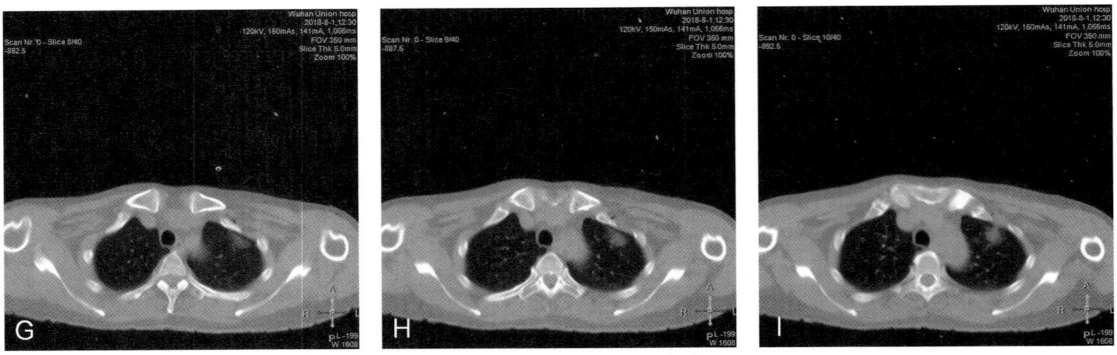

图 5-3　展示了 1 例 pGGO 的 CT 引导下经皮穿刺活检

A ～ C. 显示患者左肺上叶前段胸膜下 pGGO，选取仰卧位进行穿刺活检；D ～ F. 显示穿刺活检的实时 CT 影像；G ～ I. 显示活检完成后，拔除同轴穿刺针，再次进行 CT 扫描，未见明显气胸及肺内出血征象。病理结果示：（左肺）浸润性腺癌

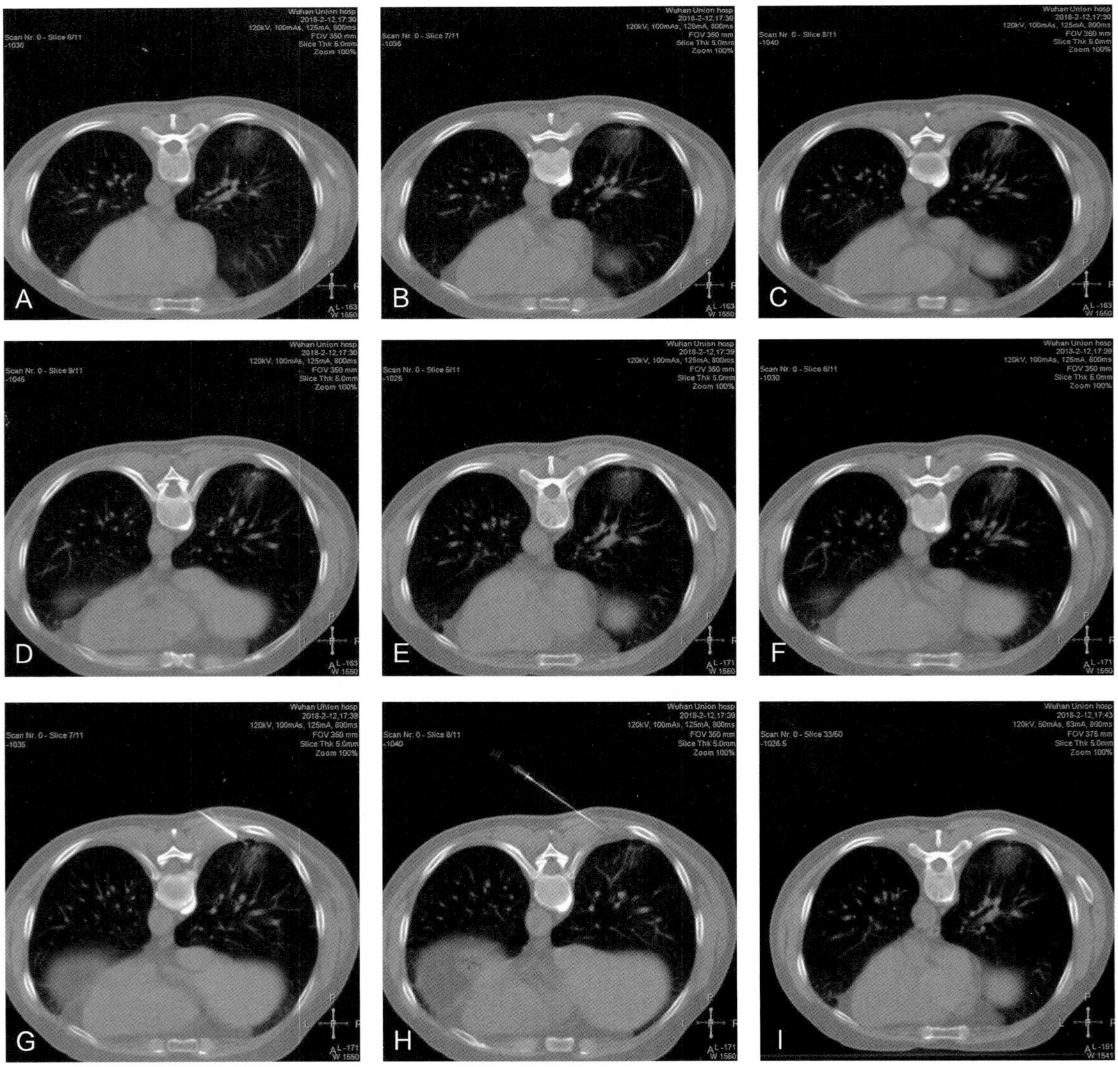

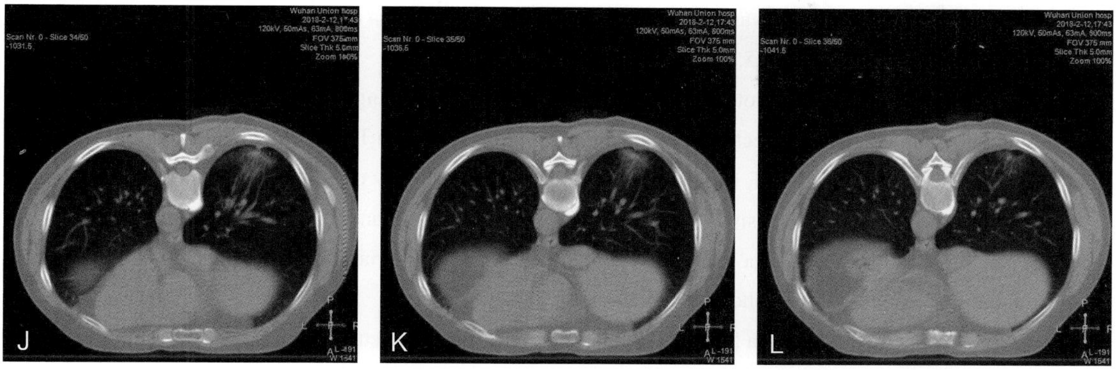

图 5-4　展示了 1 例 mGGO 的 CT 引导下经皮穿刺活检

A ～ C. 显示患者右肺下叶后基底段 mGGO，实性成分处可见胸膜牵拉，选取俯卧位进行穿刺活检；D ～ F. 显示穿刺活检的实时 CT 影像，可见同轴穿刺针前端位于 mGGO 的实性成分处；G ～ L. 显示活检完成后，拔除同轴穿刺针，再次进行 CT 扫描，未见明显气胸及肺内出血征象。病理结果示：（右肺）肺泡腔扩张伴肺泡间隔炎性细胞浸润及组织细胞聚集，局灶浆细胞聚集，未见明确肿瘤性病变，请结合临床

（吴　边　尹中元）

参考文献

［1］Kaneko M, Eguchi K, Ohmatsu H, et al. Peripheral lung cancer_ screening and detection with low-dose spiral CT versus radiography. Radiology, 1996, 201:798-802.

［2］Sone Shusuke, Takashima Shodayu, Li Feng, et al. Mass screening for lung cancer with mobile spiral computed tomography scanner. The Lancet, 1998, 351:1242-1245.

［3］Henschke Claudia I, McCauley Dorothy I., Yankelevitz David F., et al. Early Lung Cancer Action Project: overall design and findings from baseline screening. The Lancet, 1999, 354:99-105.

［4］Kushihashi T, Munechika H, Ri K, et al. Bronchioloalveolar adenoma of the lung_ CT-pathologic correlation. Radiology, 1994, 193:789-793.

［5］Nakajima R, Yokose T, Kakinuma R, et al. Localized Pure Ground-Glass Opacity on High-Resolution CT: Histologic Characteristics. J Comput Assist Tomogr, 2002, 26:323-329.

［6］Collins J, Stern E J. Ground-glass opacity at CT_ the ABCs. Am J Roentgenol, 1997, 169:355-367.

［7］Naidich D P, Bankier A A, MacMahon H, et al. Recommendations for the Management of Subsolid Pulmonary Nodules Detected at CT_ A Statement from the Fleischner Society. Radiology, 2013, 266:304-317.

［8］Lee Ho Yun, Choi Yoon-La, Lee Kyung Soo, et al. Pure Ground-Glass Opacity Neoplastic Lung Nodules: Histopathology, Imaging, and Management. American Journal of Roentgenology, 2014, 202:W224-W233.

［9］Asamura H., Hishida T., Suzuki K., et al. Radiographically determined noninvasive adenocarcinoma of the lung: survival outcomes of Japan Clinical Oncology Group 0201. J Thorac Cardiovasc Surg, 2013, 146:24-30.

［10］MacMahon H, Austin J H, Gamsu G, et al. Guidelines for Management of Small Pulmonary Nodules Detected on CT Scans_ A Statement from the Fleischner Society. Radiology, 2005, 237:395-400.

［11］Park J H., Lee K S., Kim J H., et al. Malignant pure pulmonary ground-glass opacity nodules: prognostic implications. Korean J Radiol, 2009, 10:12-20.

[12] Noguchi M 1, Morikawa A, Awasaki M K, et al. Small adenocarcinoma of the lung. Histologic characteristics and prognosis. Cancer, 1995, 75:2844-2852.
[13] Suzuki K, Asamura H, Usumoto M K, et al. "Early" peripheral lung cancer: prognostic significance of ground glass opacity on thin-section computed tomographic scan. Ann Thorac Surg, 2002, 74:1635-1639.
[14] Suzuki K, Koike T, Asakawa T, et al. A prospective radiological study of thin-section computed tomography to predict pathological noninvasiveness in peripheral clinical IA lung cancer. J Thorac Oncol, 2011, 6:751-756.
[15] Hattori A, Suzuki K, Matsunaga T, et al. Is Limited Resection Appropriate for Radiologically "Solid" Tumors in Small Lung Cancers? Ann Thorac Surg, 2012, 94:212-215.
[16] Yamauchi Y, Izumi Y, Nakatsuka S, et al. Diagnostic performance of percutaneous core needle lung biopsy under multi-CT fluoroscopic guidance for ground-glass opacity pulmonary lesions. Eur J Radiol, 2011,79:e85-89.
[17] Kim T J, Lee J H, Lee C T, et al. Diagnostic accuracy of CT guided core biopsy of ground-glass opacity pulmonary lesions. Am J Roentgenol, 2008, 190:234–239.
[18] Hur J, Lee H J, Nam J E, et al. Diagnostic accuracy of CT fluoroscopy-guided needle aspiration biopsy of ground-glass opacity pulmonary lesions. Am J Roentgenol, 2009, 192:629–634.
[19] Lu C H, Hsiao C H, Chang Y C, et al. Percutaneous computed tomography-guided coaxial core biopsy for small pulmonary lesions with ground-glass attenuation. J Thorac Oncol, 2012, 7:143–150.
[20] Inoue D, Gobara H, Hiraki T, et al. CT fluoroscopyguided cutting needle biopsy of focal pure ground-glass opacity lung lesions: diagnostic yield in 83 lesions. Eur J Radiol, 2012, 81:354–359.
[21] Yamagami T, Yoshimatsu R, Miura H, et al. Diagnostic performance of percutaneous lung biopsy using automated biopsy needles under CT-fluoroscopic guidance for groundglass opacity lesions. Br J Radiol, 2013: 86.
[22] Yang J S., Liu Y M., Mao Y M., et al. Meta-analysis of CT-guided transthoracic needle biopsy for the evaluation of the ground-glass opacity pulmonary lesions. Br J Radiol，2014, 87:20140276.

第二节　空洞型肺结节的穿刺活检

空洞为空气填充的空间，显示为肺实变、肿块、结节内的透亮区或低密度区。空洞通常因病灶的坏死部分通过支气管排出或引流而形成，有时其内可含有液体。空洞通常指含气空腔长径＞ 5mm，洞壁厚度＞ 1mm，而长径＜ 5mm 的含气区则被称之为空泡，也称“小泡征”，病理为没有被肿瘤侵犯的含气肺泡。根据洞壁的厚度，常常将洞壁厚度≥ 3mm 者称为厚壁空洞，＜ 3mm 者称为薄壁空洞，但也有学者以 4mm 为界线划分洞壁的厚度。洞壁的特征对良恶性疾病的诊断有一定参考作用，厚壁空洞最常见于肺癌，薄壁空洞最常见于结核，但切勿过分强调和依赖。洞壁厚薄不均或伴有洞壁结节，肺癌更为常见。空洞内壁光整，结核、脓肿更为常见。空洞外壁呈分叶、毛刺或有胸膜凹陷征，提示肺癌的可能性更大，但亦有部分结核空洞出现类似胸膜凹陷征的改变。洞壁出现钙化结节常提示为结核性空洞，癌性空洞的洞壁极少出现钙化结节，有部分国内研究者报道[1]，癌性空洞出现洞壁钙化结节的发生率仅有 3%。对于空洞型病变的鉴别诊断，增强 CT 扫描是一个非常重要的手段。

通常来讲，洞壁无强化提示结核性空洞；均匀性强化提示炎性空洞；不均匀强化提示癌性空洞。同样，空洞内容物及分隔也具有一定的提示作用。如空洞内伴有絮状物、丝状物或出现悬浮结节，多考虑真菌性空洞，且该空洞的大小、形态常变化较快，并常见多灶性病变。癌性，特别是腺癌空洞，洞内常见分隔，而结核及感染性空洞分隔则极为少见。上述特征及表现应综合考虑判断，且勿单纯依靠某一种特征进行分类诊断。

在癌性空洞中，其病理类型的分布也具有一定特点。回顾性分析我院的穿刺数据发现，在周围型肺癌中，鳞癌发生空洞的比率要高于腺癌，但腺癌性空洞更常见空洞内分隔（图 5-5），薄壁空腔样肺癌更多见于肺腺癌 [2～4]（图 5-6），肿块边缘部位出现小的空泡几乎只见于肺腺癌（图 5-7），磨玻璃样肺癌伴有空洞形成的也几乎均为肺腺癌（图 5-8）。小细胞肺癌则几乎不形成空洞。另有一些研究表明 [5]，肺癌空洞还与患者的预后以及 EGFR 的突变状态有着一定的关联。2014 年发表在 EJR 的一篇文献提出，肺鳞癌的空洞形成提示预后不良，是影响预后的独立因素 [6]。此外，2015 年发表在 ATS 的一项研究也提出了类似的观点 [7]。不仅如此，空洞的类型也与预后存在着一定联系。同样是 ATS，Yukio[8] 发现在 I 期肺腺癌中，厚壁空洞的 5 年 OS 为 70.1%，而薄壁空腔型（洞壁厚度＜ 4mm）为 91.5%。II 期患者中，两者亦存在统计学差异。其可能的原因，空洞型肺癌生长更为迅速，病理上更易出现坏死，形成空洞，更易侵犯血管、淋巴管和胸膜，进而出现转移。但薄壁空腔样肺癌病理上缺乏坏死，预后较好。2016 年发表在 JTO 的一项研究指出 [5]，肺腺癌伴有空洞者，EGFR 的突变率为 20%，而不伴有空洞者其 EGFR 的突变率为 47%，两者具有显著的统计学差异 P 值为 0.000 4。

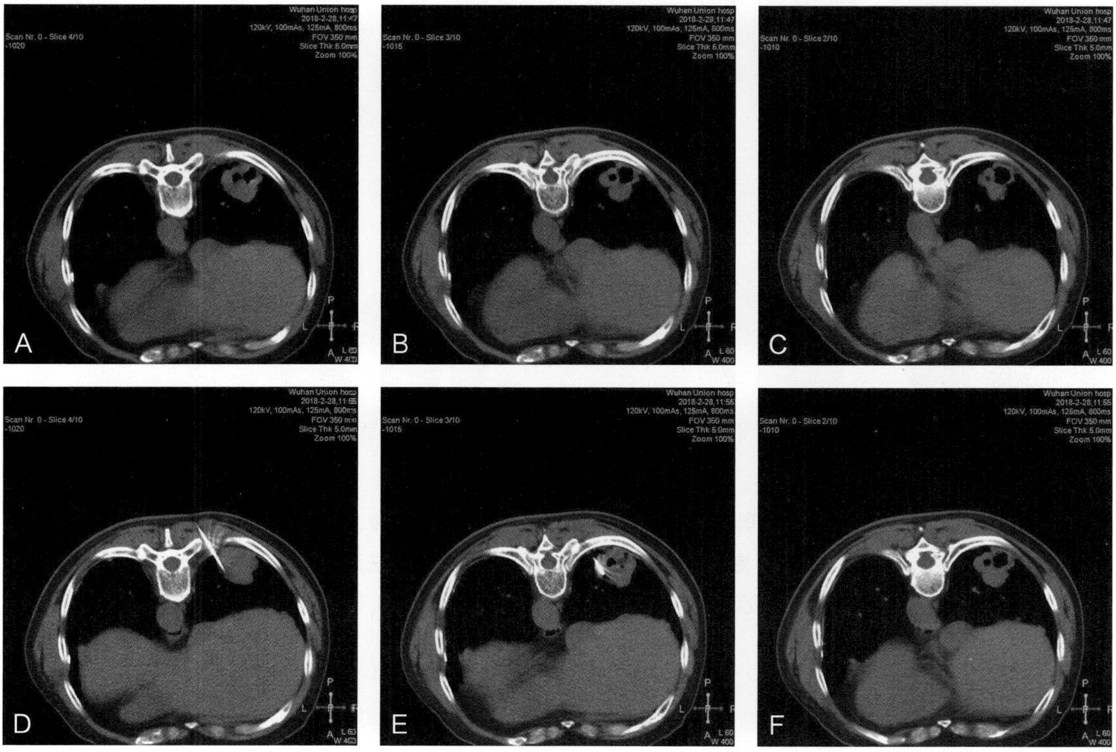

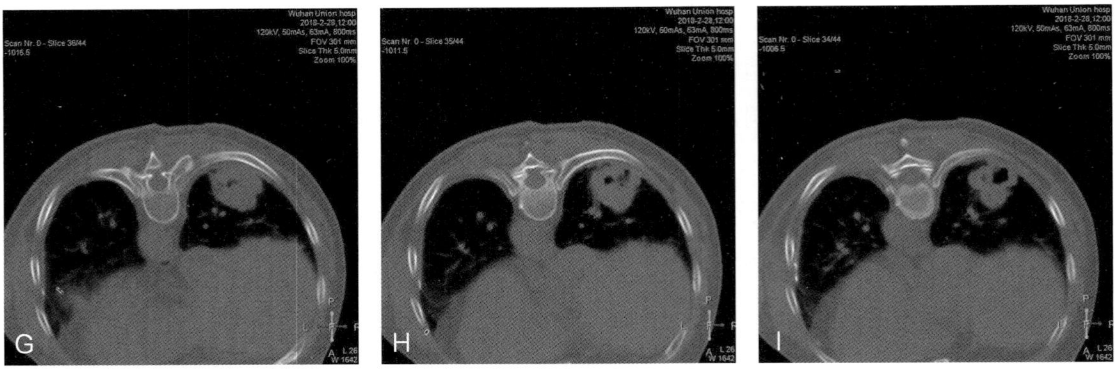

图 5-5　A ~ C. 显示患者右肺下叶后基底段肿块，紧邻后胸壁，并厚壁空洞形成，空洞内可见分隔，选取俯卧位进行穿刺活检；D ~ F. 显示穿刺活检的实时 CT 影像，同轴穿刺针平行于洞壁进行穿刺，尖端到达洞壁内，并沿切线方向进行活检；G ~ I. 显示完成活检后，拔除同轴穿刺针，再次进行 CT 扫描，未见明显气胸及肺内出血征象，未见空洞内出血。病理结果示：（右肺）鳞状细胞癌

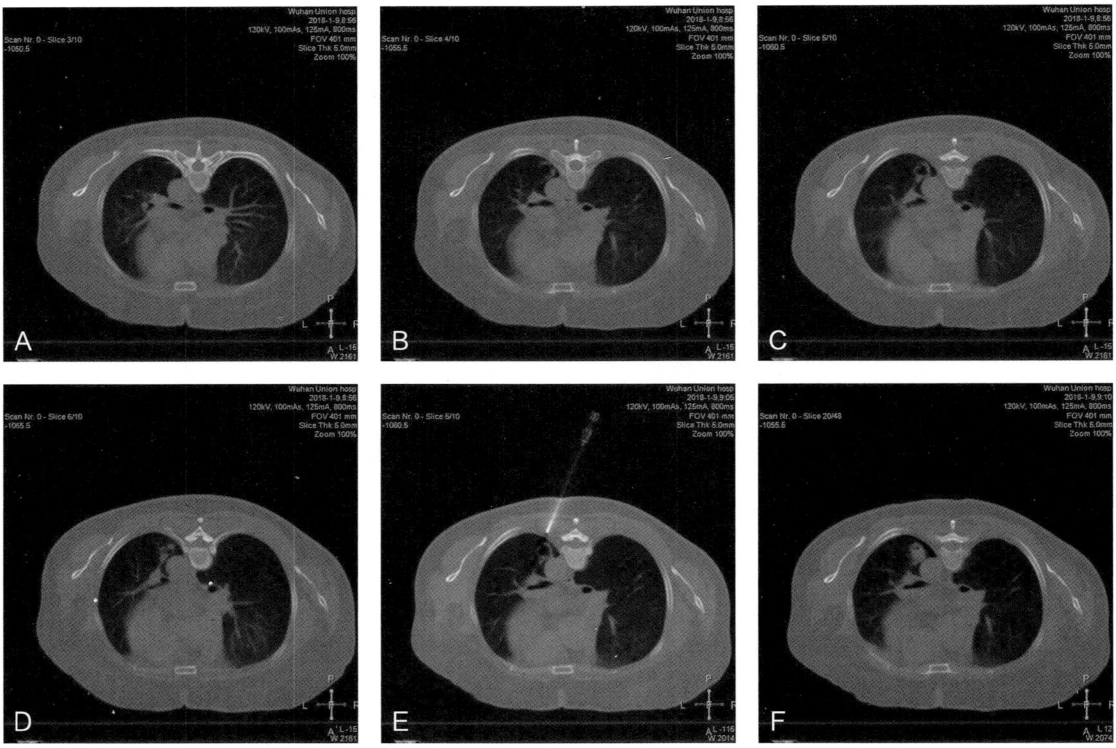

图 5-6　A ~ D. 显示患者左肺下叶背段肿块，并空洞形成，洞壁菲薄，呈空腔样，选取俯卧位进行穿刺活检；E. 显示穿刺活检的实时 CT 影像，因洞壁较薄，同轴穿刺针无法沿洞壁切线方向进行活检；F. 显示完成活检后，拔除同轴穿刺针，再次进行 CT 扫描，见明显空洞内出血（可见液平形成）。病理结果示：（左肺）腺癌

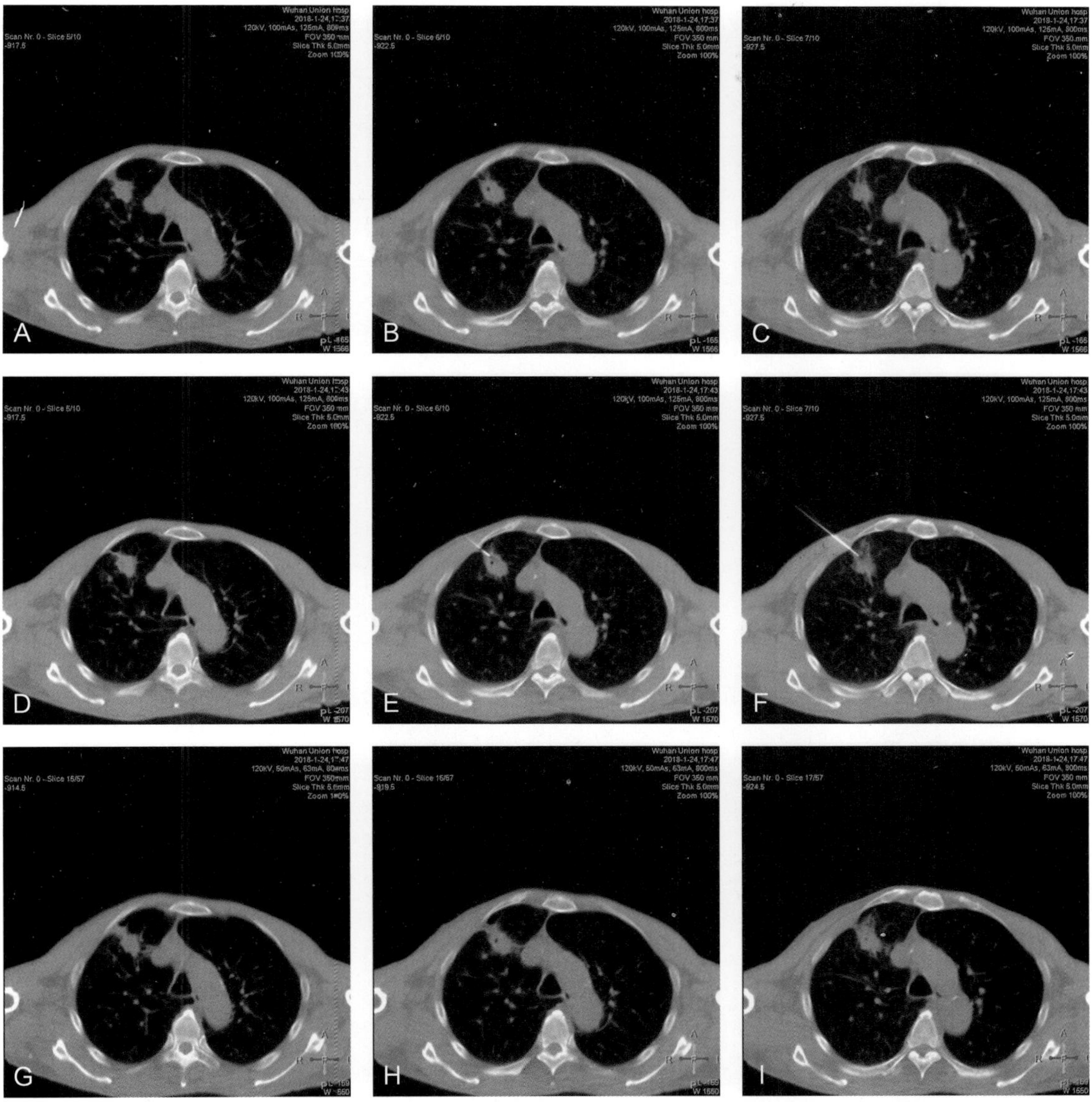

图 5-7　A ~ C. 显示患者右肺上叶前段肿块，紧邻前胸壁，并可见胸膜牵拉及肿块边缘区小空泡形成，选取仰卧位进行穿刺活检；D ~ F. 显示穿刺活检的实时 CT 影像，同轴穿刺针尖端到达洞壁内，并避开空泡方向进行活检；G ~ I. 显示完成活检后，拔除同轴穿刺针，再次进行 CT 扫描，未见明显气胸及肺内出血征象，未见空泡内出血。病理结果示：(右肺)腺癌

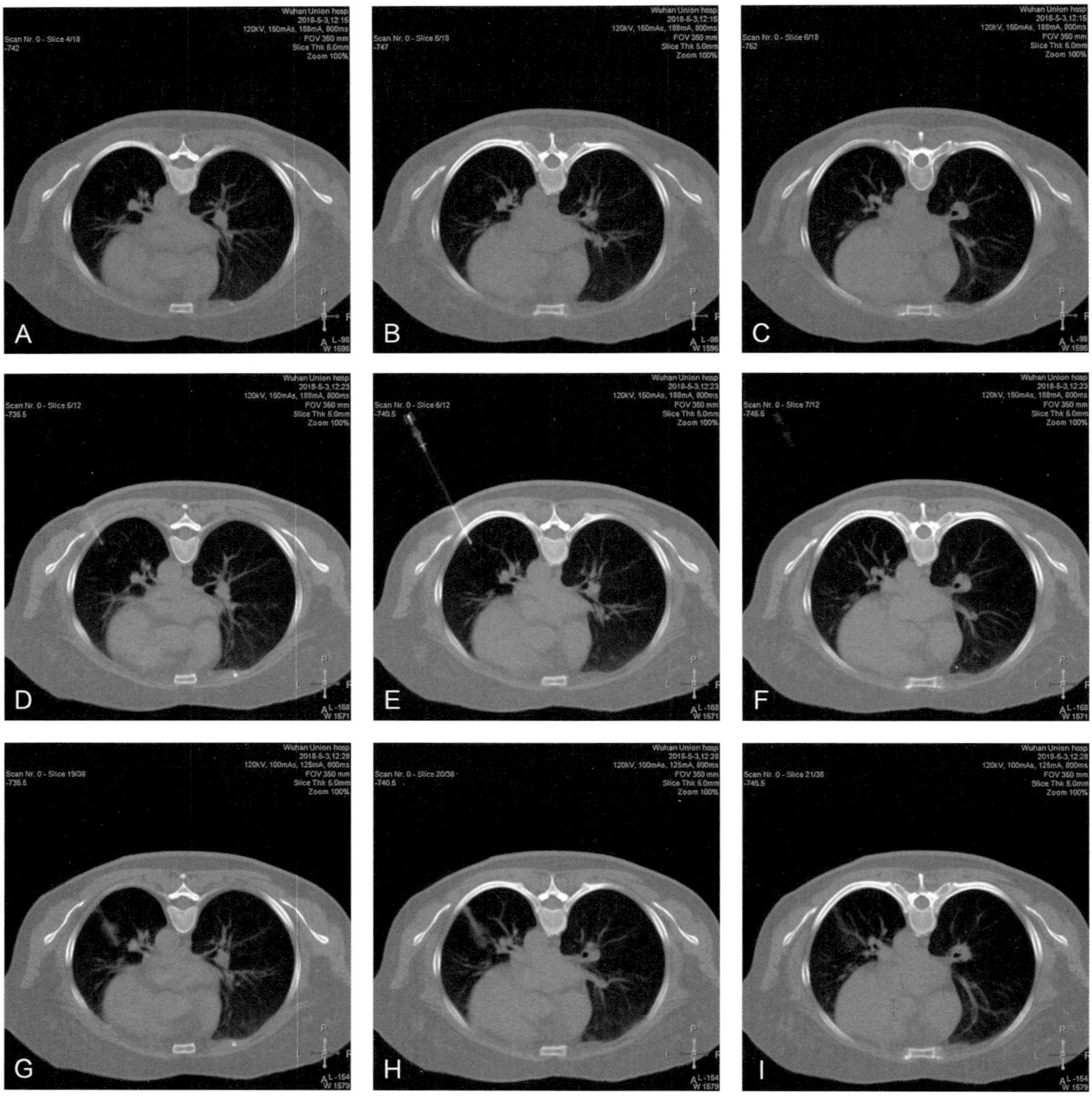

图 5-8　A ~ C. 显示患者左肺下叶背段 GGO，伴空洞形成，结节靠近侧后胸壁，选取俯卧位进行穿刺活检；D ~ F. 显示穿刺活检的实时 CT 影像，尖端显示到达靶结节表面附近区域；G ~ I. 显示完成活检后，拔除同轴穿刺针，再次进行 CT 扫描，未见明显气胸，可见沿针道及活检方向肺内出血征象。病理结果示：（左肺）腺癌

空洞型肺结节的穿刺活检与普通肺结节的穿刺活检的唯一不同就在于取材区域的选取受空洞影响较大。由于空洞是肿瘤坏死所形成的空腔，故活检取材应选取洞壁组织完成，并沿洞壁切线方向取材（图 5-9），切勿垂直洞壁活检，以免活检枪击穿洞壁，造成不易止血的出血，甚至出现咯血、窒息等危及患者生命的严重并发症。活检取材后 CT 扫描如出现空洞内液平，提示腔内出血（图 5-10），建议尽早使用止血药物。止血药物的使用分为局部用药和静脉用药两大类。局部用药包括：肾上腺素（2mg 肾上腺素溶于 20ml 生理盐水，

配成 1 ∶ 10 000 的肾上腺素生理盐水溶液）、去甲肾上腺素（2mg 去甲肾上腺素溶于 20ml 生理盐水，配成 1 ∶ 10 000 的去甲肾上腺素生理盐水溶液）、凝血酶（200μg 凝血酶溶于 20ml 生理盐水）、冰生理盐水溶液（4℃）。静脉用药包括：垂体后叶素（6 ～ 12U 垂体后叶素溶于 5% 葡萄糖溶液 10 ～ 20ml 缓慢静脉注射或 10 ～ 20U 垂体后叶素溶于 5% 葡萄糖溶液 250ml 静脉滴注）、蛇毒血凝酶（1 ～ 2000U 稀释后缓慢静脉注射或局部注射）、环甲氨酸（500 ～ 1000mg 静脉注射或局部注射）、酚妥拉明（10 ～ 20mg 溶于 5% 葡萄糖溶液 500ml 缓慢静脉滴注）。

支气管动脉栓塞术（bronchial artery embolization,BAE）是支气管动脉损伤引发大咯血最有效的非手术治疗方法，其即刻止血率高达 73% ～ 98%，而对于非支气管动脉来源的出血，采用 BAE 往往效果较差[9 ～ 11]。对于非手术治疗仍未能彻底控制的咯血，手术切除病变损

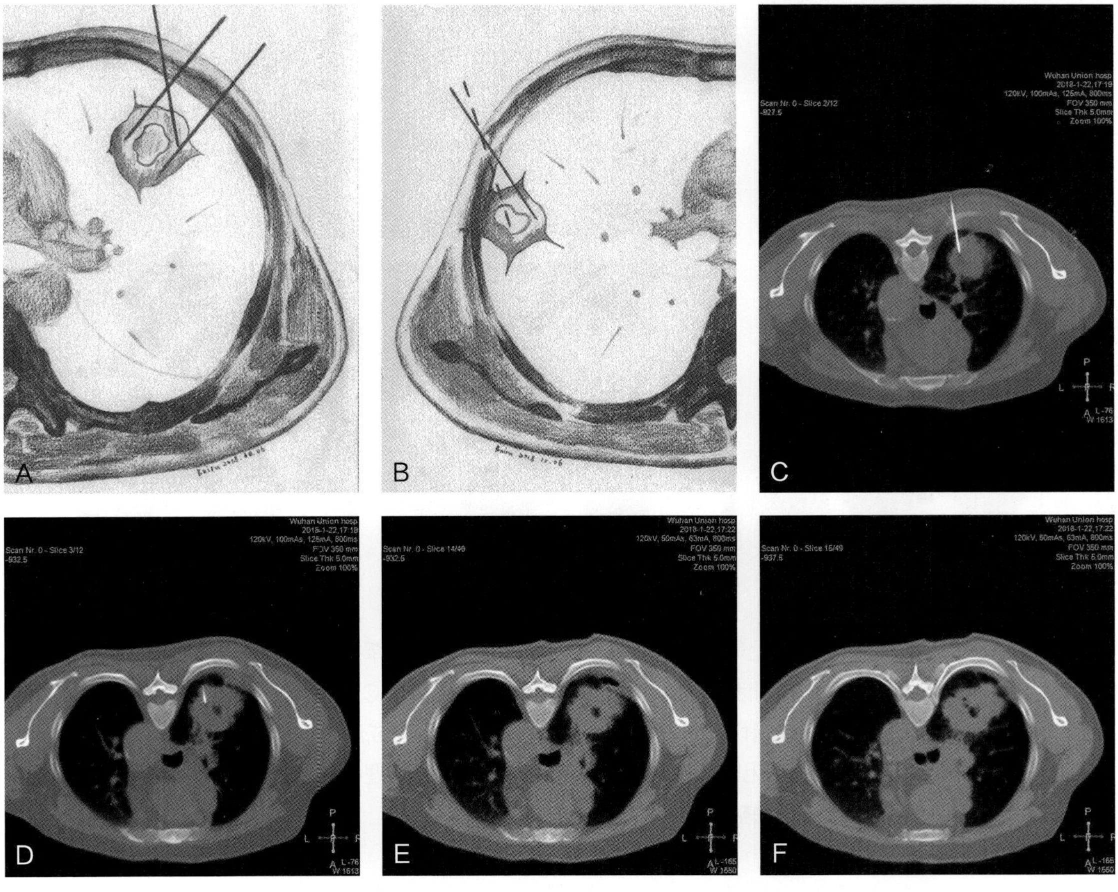

图 5-9　A. 示意左肺上叶前段浅分叶状空洞性肿块，图中 3 条实线示意沿洞壁切线方向进针取材，根据术者的操作习惯，均为可选路径。B. 示意右肺上叶前段胸膜下空洞性肿块，图中实线示意沿洞壁切线方向进针取材，为优选路径；图中虚线示意垂直洞壁进针取材，为错误路径，应严格避免按该路径进针活检；C、D. 显示患者右肺上叶后段浅分叶状空洞性肿块，选取俯卧位穿刺活检，实时 CT 影像显示同轴穿刺针沿内侧洞壁切线方向进针，到达目标区域。E、F. 显示完成活检后，拔除同轴穿刺针，再次进行 CT 扫描，未见气胸及肺内出血征象，未见空洞内出血征象

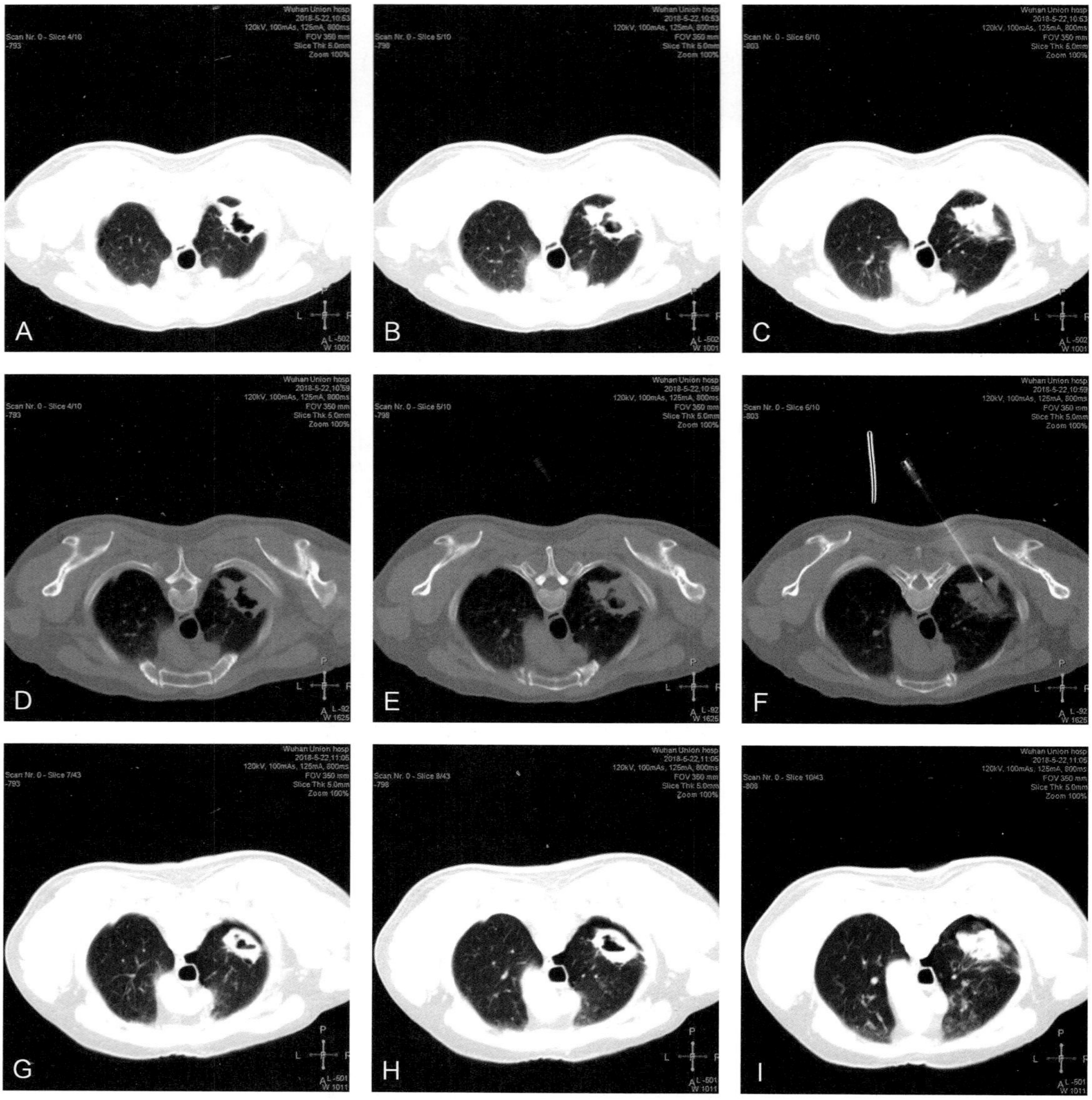

图 5-10　A ~ C. 显示患者右肺上叶尖后段肿块，紧邻后胸壁伴胸膜牵拉，并厚壁空洞形成，空洞内可见结节状突起，选取俯卧位进行穿刺活检；D ~ F. 显示穿刺活检的实时 CT 影像，同轴穿刺针平行于洞壁进行穿刺，尖端到达洞壁表面，并沿切线方向进行活检；G ~ I. 显示完成活检后，拔除同轴穿刺针，再次进行 CT 扫描，可见少量气胸，并可见空洞内液平，提示空洞内出血。病理结果示：肉芽肿性病变伴大量坏死，抗酸染色（+），样本结核分枝杆菌核酸检测结果（+），符合结核

伤区域仍然是一种必要的治疗选择[12]。有报道证实，外科手术的干预可显著降低此类患者的死亡率[13，14]。而对于肺动脉系统损伤所致的大咯血患者，外科手术往往是唯一能够降低其死亡风险的治疗方法。

此外，空洞型肺结节穿刺活检是经皮胸部穿刺活检发生空气栓塞的一项潜在诱因，应尽量避免空洞内侧壁的损伤，降低空洞含气空腔与肺血管出现交通的概率，从而降低发生空气栓塞的风险。

空洞型肺结节的穿刺活检特别强调对洞壁的保护，这有助于降低出血以及咯血的发生风险，并有助于规避空气栓塞的发生风险。在对空洞型肺结节进行穿刺活检时，为了降低严重并发症的发生率，进针路径的规划主要受活检区域及取材方向的限制，有时并非最为合理。通过对上述要素的掌握及灵活运用，空洞型肺结节的穿刺活检是安全可行的。

（沈　楠　尹中元）

参考文献

[1] 马恩森，杨志刚，李媛，等 . 单发性肺结核空洞和癌性空洞的多层螺旋 CT 对照研究 . 生物医学工程学，2008, 25(4): 903-907.

[2] Xue X Y, Wang P L, Xue Q L, et al. Comparative study of solitary thin-wall cavity lung cancer with computed tomography and pathological findings. Lung Cancer, 2012,78(1):45-50.

[3] Farooqi A O, Cham M, Zhang L, et al. Lung cancer associatied with cystic airspaces. AJR, 2012,199(4):781-786.

[4] Mascalchi M, Attina D, Bertelli E, et al. Lung cancer associatied with cystic airspaces. J Comput Assist Tomogr, 2015,39(1):102-108.

[5] Hasegawa M, Sakai F, Ishikawa R, et al. CT Features of Epidermal Growth Factor Receptor-Mutated Adenocarcinoma of the Lung: Comparison with Nonmutated Adenocarcinoma. J Thorac Oncol, 2016,11(6):819-826.

[6] Koenigkam S M, Muley T, Warth A, et al. Morphological computed tomography features of surgically resectable pulmonary squamous cell carcinomas: impact on prognosis and comparison with adenocarcinomas. Eur J Radiol, 2014,83(7):1275-1281.

[7] Watanabe Y, Kusumoto M, Yoshida A, et al. Surgically Resected Solitary Cavitary Lung Adenocarcinoma: Association Between Clinical, Pathologic, and Radiologic Findings and Prognosis. Ann Thorac Surg, 2015,99(3):968-974.

[8] Watanabe Y, Kusumoto M, Yoshida A, et al. Cavity Wall Thickness in Solitary Cavitary Lung Adenocarcinomas Is a Prognostic Indicator. Ann Thorac Surg, 2016,102(6):1863-1871.

[9] Yoon W, Kim J K, Kim H Y, et al. Bronchial and nonbronchial systemic artery embolization for life-threatening hemoptysis: a comprehensive review. Radiographics, 2002,22(6):1395-1409.

[10] Kalva S P. Bronchial artery embolization. Tech Vasc Interv Radiol, 2009,12(2):130-138.

[11] Khalil A, Fedida B, Parrot A, et al. Severe hemopysis: From diagnosis to embolization. Diagn Interv Imaging, 2015,96(7-8):775-788.

[12] Metin M, Sayar A, Turna A, et al. Emergency surgery for massive haemoptysis. Acta Chir Belg, 2005,105(6):639-643.

[13] Kiral H, Evman S, Tezel C, et al. Pulmonary resection in the treatment of life-threatening hemoptysis. Ann Thorac Cardiovasc Surg, 2015,21(2):125-131.

[14] Zhang Y, Chen C, Jiang G N, et al. Surgery of massive hemoptysis in pulmonary tuberculosis: immediate and long-term outcomes. J Thorac Cardiovasc Surg, 2014,148(2):651-656.

第三节 肺门区结节的穿刺活检

肺门位于两肺的内侧面，血管和支气管经该处进入和离开两肺。我们将病变主体位于叶支气管区的软组织占位以及肺门淋巴结总称为肺门区结节。肺门区结节的活检主要通过纤支镜 / 超声支气管镜完成[1]。但也有研究证实，CT 引导下经皮穿刺活检术也是一种有效的肺门区结节活检方式[2, 3]。获取肺门区结节组织标本的难度与风险远高于普通肺内结节，从普通纤支镜钳取活检到常规 TBNA，再到 EBUS － TBNA，我们尝试了多种活检方式的选择，通过不断的文献查阅和临床实践积累，我们发现，CT 引导下经皮穿刺活检术是另一项可供临床选择的安全、高效的诊断技术。利用 CT 影像引导，可以精确设定穿刺进针通路和活检区域，同时可以精确定位同轴穿刺针与肺门区结节的相对位置关系。但在实际穿刺操作过程中，由于大血管（应特别注意对奇静脉的保护）、骨性结构、周围正常肺组织以及气管、支气管、食管等重要组织结构的解剖位置，穿刺针必须准确地避开上述重要结构并尽可能地减少对正常肺组织的损伤。我们回顾性分析了我院从 2008 年 3 月至 2016 年 3 月，8 年内完成的共计 206 例已行上述检查但未能取得明确的病理学诊断或分子诊断的肺门区结节患者 CT 引导下 PTNB 的数据，旨在验证该方法的安全性及有效性，并发现分析其相关危险因素。

截至 2016 年 3 月，共计完成肺门区结节粗针穿刺活检 206 例（平均年龄 59.1 岁 ±10.4 岁；年龄范围 26 ～ 80 岁），其中男性 144 例（平均年龄 58.6 岁 ±11.3 岁；年龄范围 26 ～ 80 岁），女性 62 例（平均年龄 60.2 岁 ±7.9 岁；年龄范围 36 ～ 79 岁），男性∶女性＝ 2.3 ∶ 1。其中，198 例为肺门区原发肿瘤，8 例为肺门淋巴结，靶结节长径的平均值为 4.7cm±1.4cm（范围 1.8 ～ 9.5cm），短径的平均值为 3.9cm±1.1cm（范围 1.5 ～ 9.2cm）。平均用时 7.4min±3.7min，这与普通肺结节穿刺活检用时大致相仿[4,5]。共检出恶性肿瘤 199 例、慢性炎性病变 6 例，另有 1 例因出现症状性气胸，未能完成活检。在 199 例恶性肿瘤中，肺原发恶性肿瘤 191 例，淋巴结转移性恶性肿瘤 8 例（表 5-2）。另有 6 例为肉芽肿性病变，其中 1 例确诊为结核，经抗结核治疗后随访，CT 复查病变消失（随访时间大于 48 个月），5 例患者随访过程中死亡（随访时间均小于 48 个月），考虑为恶性肿瘤性病变。根据穿刺活检病理结果与最终诊断结果的吻合关系，计算出经肺通路粗针穿刺肺门区结节切割式活检的敏感度、特异度、阳性预测值、阴性预测值，分别为 97.1%、100%、100% 及 14.3%。

表 5-2　肺门区结节穿刺活检的病理概况

恶性	淋巴结转移癌（8）	淋巴结转移性腺癌	3
		淋巴结转移性鳞癌	1
		淋巴结转移性小细胞癌	3
		淋巴结转移性非小细胞肺癌（无法分类）	1
	肺原发恶性肿瘤（111）	鳞状细胞癌	42
		腺癌	72
		小细胞癌	55
		神经内分泌癌	2
		低分化癌	4
		未分化癌	2
		肉瘤样癌	3
		混合性癌	3
		不典型类癌	1
		非小细胞肺癌（无法分类）	3
		弥漫大 B 细胞淋巴瘤	1
	肺转移癌（3）	转移性浸润性导管癌	1
		转移性腺样囊性癌	1
		转移性鳞状细胞癌	1
良性	慢性炎症病变（6）	慢性炎症病变	6
		共计	205

注：有 1 例患者因穿刺过程中出现症状性气胸，未能完成活检取材，未纳入该表

在我们的这一项回顾性观察中发现，气胸和咯血仍是最常见的并发症，未见空气栓塞及其他致死性并发症发生。由于在 CT 影像中不太容易对气胸进行量化分析，故仅将其分为无症状性气胸和症状性气胸。共发生气胸 63 例，气胸发生率为 30.6%，其中无症状性气胸 54 例（26.2%），症状性气胸 9 例（4.4%）。在 9 例症状性气胸患者中，3 例实施手动抽气（1.5%）后肺叶复张良好，3 例使用了胸腔闭式引流装置（1.5%）。共出现 17 例咯血（8.3%）。在术后使用止血药物处理后，咯血控制满意，仅 1 例患者因反复咯血，经药物止血治疗效果欠佳，最终使用支气管动脉栓塞技术止血（0.5%）。

通过单因素分析发现，在气胸组和非气胸组中，性别、穿刺深度、经肺气肿区穿刺以

及穿刺损伤脏层胸膜次数有显著性差异。多因素分析显示穿刺深度、穿刺损伤脏层胸膜次数和经肺气肿区穿刺是独立危险性因素，P 值分别为 0.043、< 0.001 和< 0.001。调整的 OR 值分别为 1.354（95% CI：1.009 ～ 1.816）、6.347（95% CI：3.534 ～ 11.397）和 38.238（95% CI：12.161 ～ 120.234）。Hosmer-Lemeshow 拟合度检验提示，预测模型与实际数据的吻合度较满意（Overall Percentage 87.4）。单因素分析提示，仅穿刺深度（$P < 0.001$）在咯血组和非咯血组中有显著性差异。多因素分析显示穿刺深度是唯一危险性因素，$P < 0.001$。调整的 OR 值为 3.489（95% CI：2.075 ～ 5.865）。Hosmer-Lemeshow 拟合度检验提示，该预测模型与实际数据的吻合度较为理想（Overall Percentage 91.3）。

结合上述数据，我们也进行了文献查阅复习。在 CT 引导下 PTNB 中，气胸是最常见的并发症，文献报道其发生率在 20%左右 [4, 6～9]。有研究 [4, 10] 报道，穿刺针经肺气肿区域通过和损伤脏层胸膜的次数与气胸的发生明显相关。另有部分研究 [11] 报道，穿刺针与脏层胸膜夹角为气胸发生的另一相关因素。本研究通过多因素分析得出了与上述文献类似的结论。此外，由于本项回顾性观察中穿刺针在肺内走行距离较长（平均深度为 3.9cm±1.4cm），且部分病例因进针方向调整或损伤叶间裂，导致脏层胸膜损伤次数较多（损伤脏层胸膜的平均次数为 1.34±0.7），故与以往的报道 [4, 6～9] 相比，本组数据的气胸发生率（30.6%）较高。虽有较高的气胸发生率，但以无症状性气胸为主（26.2%），仅有 3 例患者使用了胸腔闭式引流装置（1.5%），与 Lee 等 [4, 12] 对胸腔闭式引流在 PTNB 中的使用率（1.1%）的报道较为类似。既往有作者 [12] 认为，咯血的发生无相关风险预测因素，但也有研究 [4, 13] 显示，咯血与穿刺深度密切相关。有研究报道 [4,10,14]，在 PTNB 中，咯血的发生率为 5.6% ～ 14.5%，且部分需使用支气管动脉栓塞技术止血。从本项回顾性观察中同样可以发现，穿刺深度为咯血发生的唯一重要相关因素，且为危险性因素。由于穿刺针在肺内走行的深度较大（平均深度为 3.9cm±1.4 cm），虽然出血主要局限于针道及其周围 1cm 范围内，但咯血的发生率仍较高（8.3%）。此外，仍有 1 例患者术后接受了支气管动脉栓塞技术止血。

从总体的并发症发生情况来看，肺门区结节的穿刺活检与常规肺结节穿刺活检并无显著性差异。虽然这只是一项单中心的回顾性观察研究，会出现对穿刺病例的选择偏倚，只是与文献进行了简单的数据比对，但仍具有一定的实践参考意义。因此我们说，经合理筛选的肺门区结节进行 CT 引导下经皮穿刺活检术是安全可行的，且准确性高。此外，由于粗针切割式活检可以获取更多的组织样本 [12] 并可完成分子病理检测。CT 引导下 PTNB 必将成为肺门区结节诊断和肺癌个体化治疗中一项非常重要的操作技术，具有良好的临床应用价值。

图 5-11 ～图 5-14 分别展示了左 / 右肺门结节在不同体位下的穿刺活检过程。

肺门区结节常因压迫 / 阻塞作用合并阶段性甚至是整叶性肺不张，肿块与不张的肺组织分界不清，易出现假阴性结果。对于合并肺不张的肺门区结节的穿刺活检，应合理利用各种影像检查手段（包括增强 CT、增强 MR 或 PET/CT）并综合判断穿刺靶结节的边界，降低穿刺活检的假阴性率（图 5-15）。

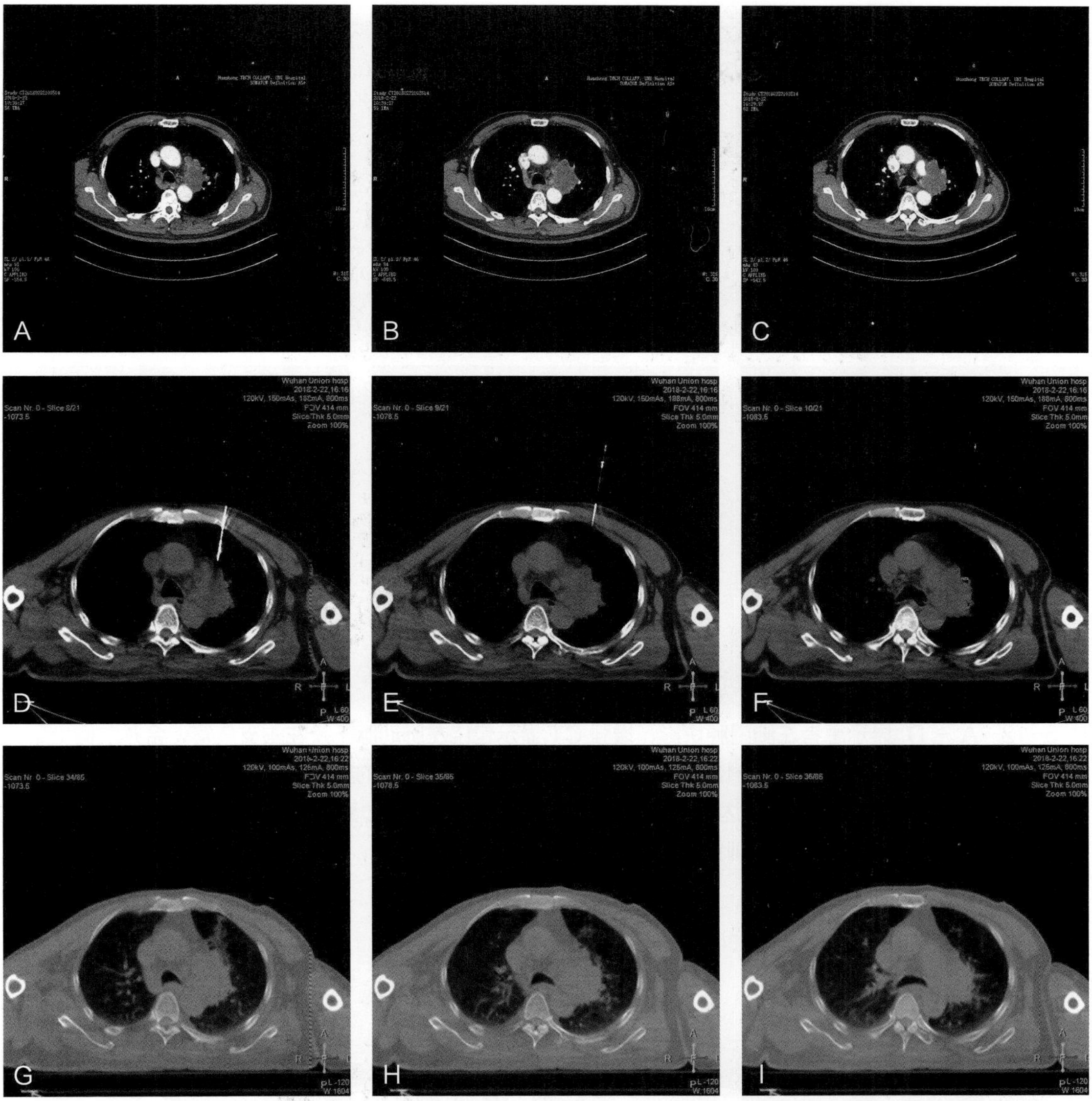

图 5-11　A ~ C. 显示患者左肺门肿块影，包绕左肺动脉干生长，增强 CT 可将血管从肿块中区分开来，选取仰卧位进行穿刺活检；D ~ F. 显示穿刺活检的实时 CT 影像，进针方向应避免左肺动脉干及左肺分支动脉的损伤，D 图显示同轴穿刺针尖端到达左肺门肿块表面；G ~ I. 显示完成活检后，拔除同轴穿刺针，再次进行 CT 扫描，仅见针道少量出血，未见气胸及咯血。病理结果示：梭形细胞恶性肿瘤伴坏死，结合免疫组化，考虑为肉瘤样癌

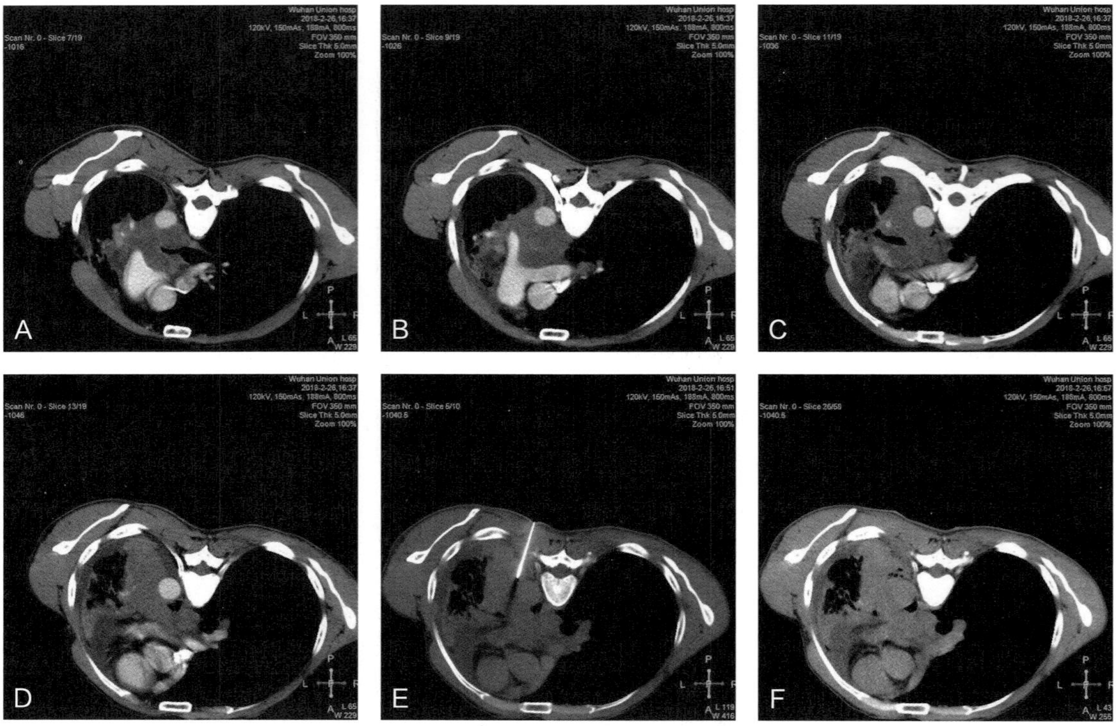

图 5-12　A ~ D. 显示患者左肺门肿块影，增强 CT 显示包绕左肺动脉干及左主支气管，合并左侧少量胸腔积液、左下肺叶不张，选取俯卧位进行穿刺活检；E. 显示穿刺活检的实时 CT 影像，可见同轴穿刺针经背部进针，避开胸主动脉，尖端到达左肺门肿块，并预留 2.5cm 安全边界进行活检，过程顺利，未见咯血；F. 显示活检完成后，拔除同轴穿刺针，再次进行 CT 扫描，未见气胸，左侧胸腔积液稳定。病理结果示：小细胞肺癌

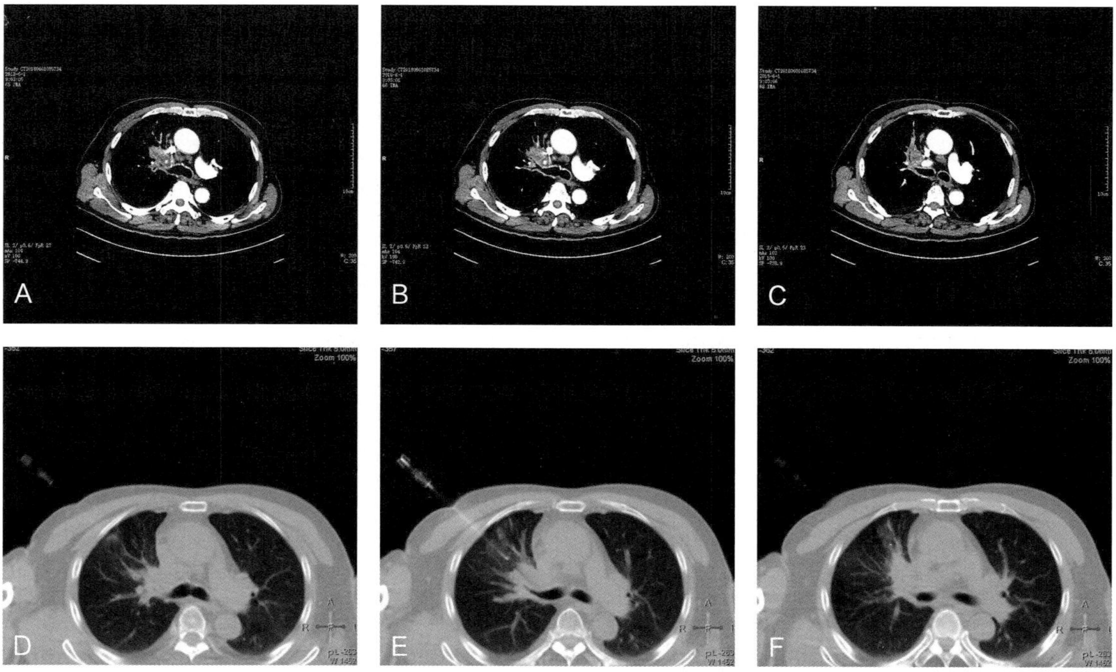

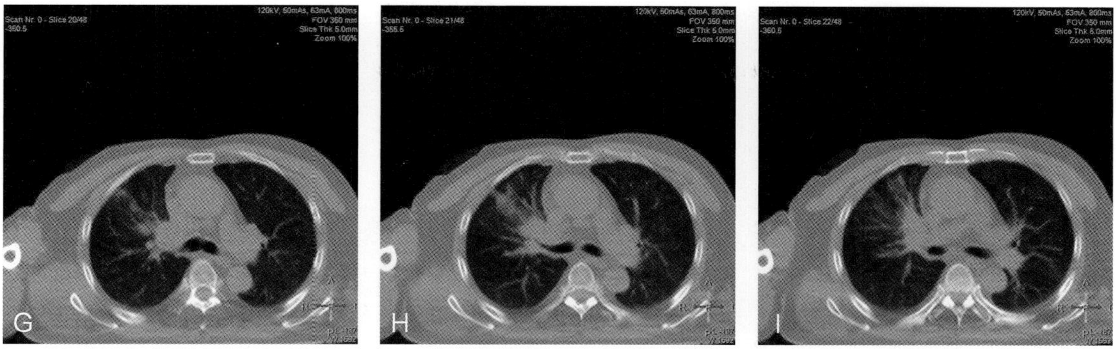

图 5-13　A ~ C. 显示患者右肺门区肿块影，包绕右主支气管生长，紧邻上腔静脉及右肺分支动脉，增强 CT 可将血管与肿块影区分开来，选取仰卧位进行穿刺活检；D ~ F. 显示穿刺活检的实时 CT 影像，同轴穿刺针经由右侧前胸壁进针，走行方向平行于右肺较粗大分支血管，尽可能减少对肺内血管的损伤，尖端到达右肺门肿块表面，预留 2.5cm 安全活检边界，完成活检。过程顺利，未见咯血；G ~ I. 显示活检完成后，拔除同轴穿刺针，再次进行 CT 扫描，仅见肺内针道少量出血征象，未见气胸发生。病理结果示：小细胞肺癌

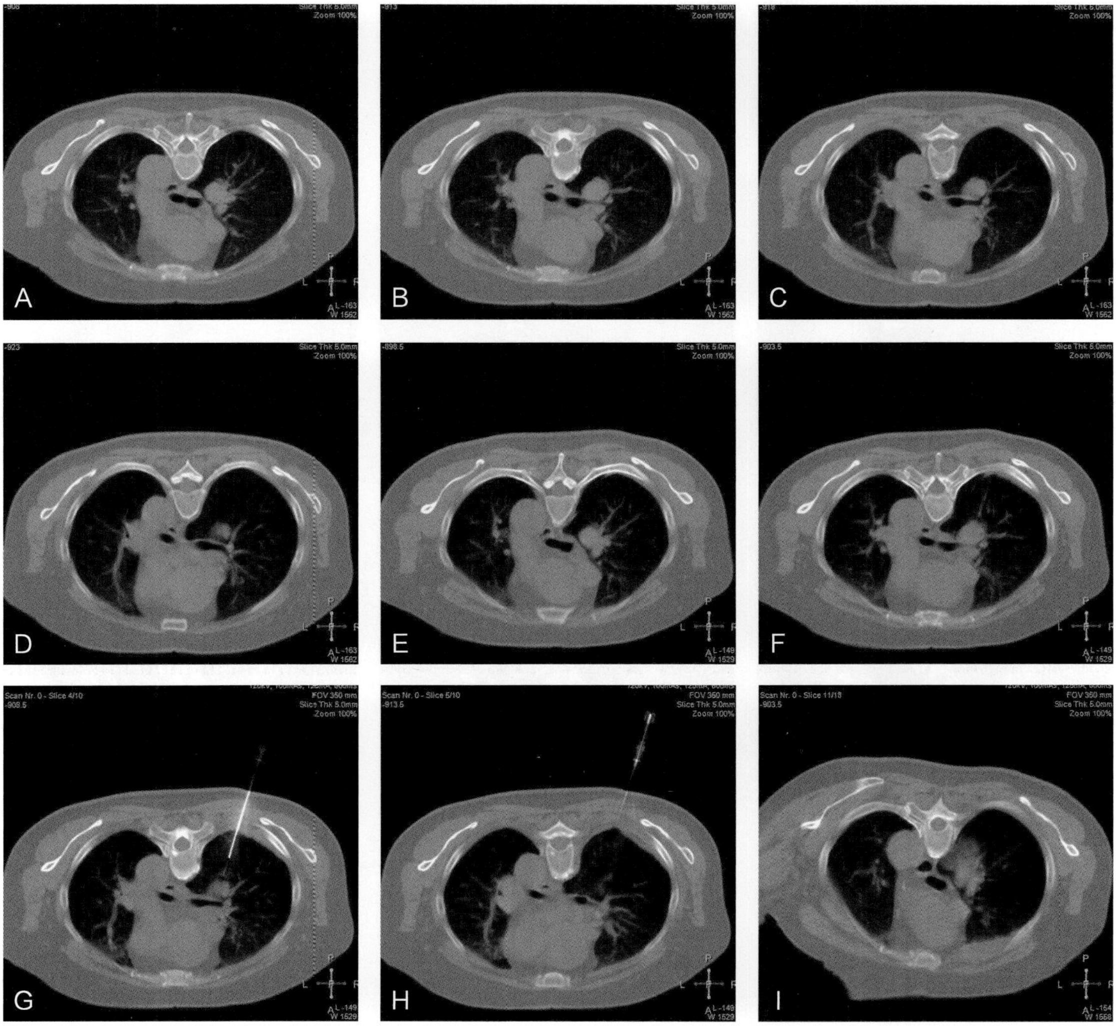

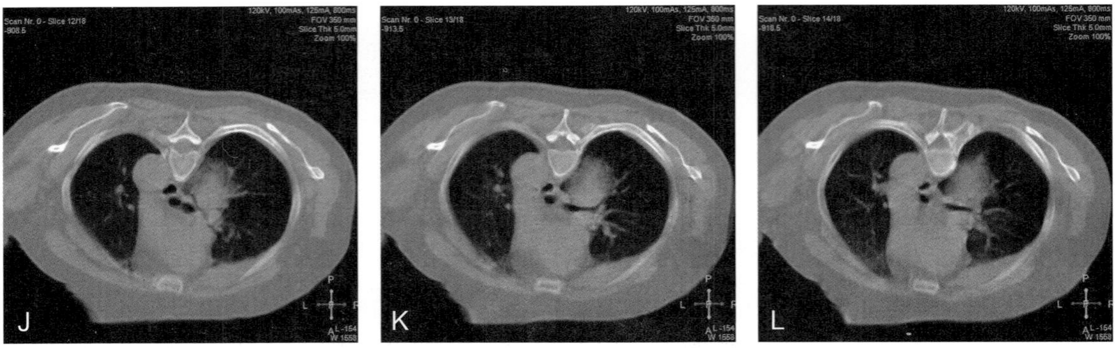

图 5-14　A ~ D. 显示患者右肺上叶后段 2cm 结节影，紧邻右主支气管、奇静脉及右肺门血管区，结节前方被右肺门区血管及右主支气管遮蔽，侧方受穿刺路径距离限制无法到达，故选取俯卧位进行穿刺活检；E ~ H. 显示穿刺活检的实时 CT 影像，同轴穿刺针经背部进针，尖端到达靶结节表面附近，预留 2.5cm 安全活检边界，完成活检，患者术中出血大量咯血；I ~ L. 显示活检完成后，拔除同轴穿刺针，再次进行 CT 扫描，见活检区域明显肺内出血征象，右侧胸腔内见少量新发积液征象，术中予以止血药物治疗，术后生命体征平稳。术后病理结果示：慢性炎症性肺实变，肺泡上皮增生，周围间质内成纤维细胞增生，含铁血黄素沉积

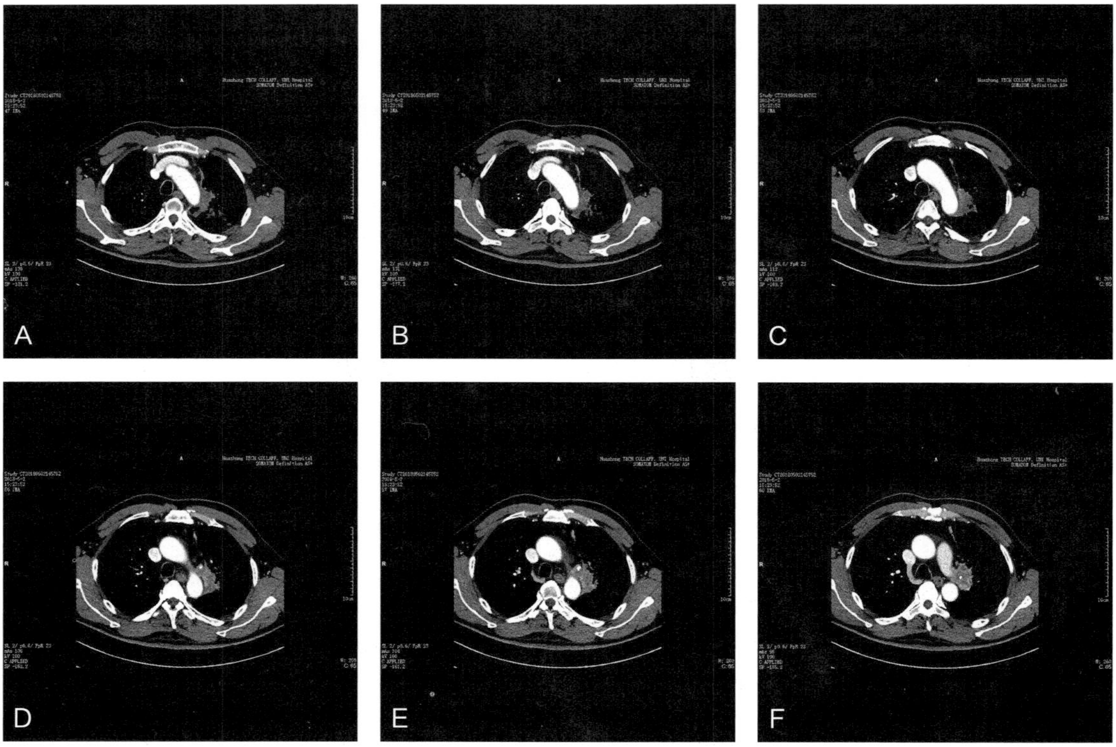

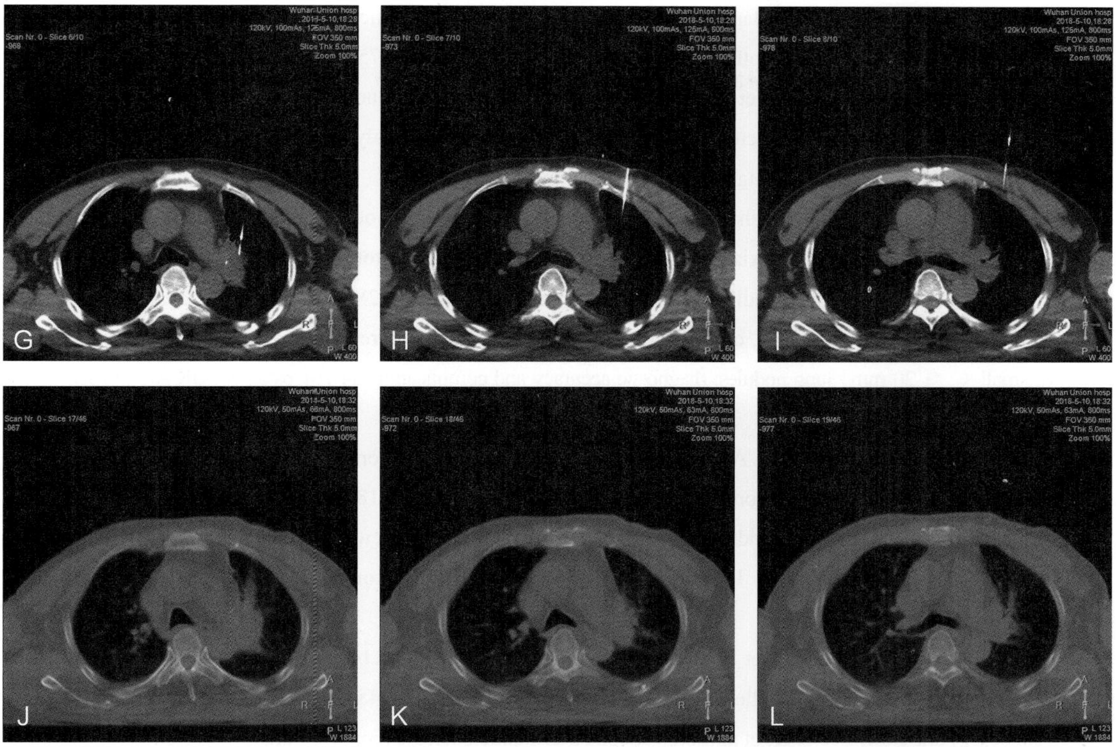

图 5-15 A ~ F. 显示患者左肺门直径 2.5cm 结节影，并左肺上叶部分节段性肺不张。增强 CT 显示活检取材区域（肿瘤区）应定位在肺动脉干水平，确保完全避开不张的肺组织；G ~ I. 显示于我院穿刺活检的实时 CT 影像，选取仰卧位进行穿刺活检，同轴穿刺针尖端到达左肺动脉干外侧，预留 5 ~ 10mm 作为与左肺动脉干的安全边界，完成活检。过程顺利，术中未见咯血；J ~ L. 显示活检完成后，拔除同轴穿刺针，再次进行 CT 扫描，仅见肺内针道及肿块表面少量出血征象，未见气胸。病理结果示：（左肺）鳞状细胞癌

（苏　远　尹中元）

参考文献

［1］Rivera M P, Mehta A C, Wahidi M M. Establishing the diagnosis of lung cancer: Diagnosis and management of lung cancer, 3rd ed: American College of Chest Physicians evidence-based clinical practice guidelines. Chest, 2013, 143(5 Suppl):e142S-165S.

［2］Ahrar K, Wallace M, Javadi S, et al. Mediastinal, hilar, and pleural image-guided biopsy: current practice and techniques. Semin Respir Crit Care Med, 2008, 29(4):350-360.

［3］Avritscher R, Krishnamurthy S, Ensor J, et al. Accuracy and sensitivity of computed tomography-guided percutaneous needle biopsy of pulmonary hilar lymph nodes. Cancer, 2010, 116(8):1974-1980.

［4］Lee S M, Park C M, Lee K H, et al. C-arm cone-beam CT-guided percutaneous transthoracic needle biopsy of lung nodes: clinical experience in 1108 patients. Radiology, 2014, 271:291-300.

［5］Zhong-yuan YIN, Zhen-yu LIN, Ye WANG, et al. Risk Factors of Complications after CT-guided Percutaneous Needle Biopsy of Lumps Near Pulmonary Hilum. J Huazhong Univ Sci Technol, 2015, 35:278-282.

[6] Geraghty P R, Kee S T, McFarlane G, et al. CT-guided transthoracic needle aspiration biopsy of pulmonary nodules: needle size and pneumothorax rate. Radiology, 2003, 229(2):475-481.

[7] Hiraki T, Mimura H, Gobara H, et al. Incidence of and risk factors for pneumothorax and chest tube placement after CT fluoroscopy-guided percutaneous lung biopsy:retrospective analysis of the procedures conducted over a 9-year period. AJR Am J Roentgenol, 2010, 194(3):809-814.

[8] Biswajit C H, JohnE. E, Rakesh P, et al. Risk assessment of pneumothorax and pulmonary haemorrhage complicating percutaneous co-axial cutting needle lung biopsy. Respiratory Medicine, 2009, 103:449-455.

[9] Birchard K R. Transthoracic needle biopsy. Semin Interv Radiol, 2011, 28(1):87-97.

[10] Choi J W, Park C M, Goo J M, et al. C-arm cone-beam CT-guided percutaneous transthoracic needle biopsy of small（≤20 mm）lung nodules: diagnostic accuracy and complications in 161 patients. AJR Am J Roentgenol, 2012, 199(3):W322-W330.

[11] Ko J P, Shepard J O, Drucker E A, et al. Factors influencing pneumothorax rate at lung biopsy: are dwell time and angle of pleural puncture contributing factors? Radiology, 2001, 218(2):491-496.

[12] Anna Moreland, Eitan Novogrodsky, Lynn Brody, et al. Pneumothorax with prolonged chest tube requirement after CT-guided percutaneous lung biopsy: incidence and risk factors. Eur Radiol, 2016, doi: 10.1007/s00330-015-4200-7.

[13] Yeow K M, Su I H, Pan K T, et al. Risk factors of pneumothorax and bleeding: multivariate analysis of 660 CT-guided coaxial cutting needle lung biopsies. Chest, 2004, 126(3):748-754.

[14] Choo J Y, Park C M, Lee N K, et al. Percutaneous transthoracic needle biopsy of small（≤1 cm）lung nodules under C-arm cone-beam CT virtual navigation guidance. Eur Radiol, 2013, 23(3):712-719.

第四节　纵隔结节穿刺活检概述

对于原发性肺癌的病理诊断，由于受到肺内原发肿瘤大小、部位等诸多因素的影响，有时对于肺内原发灶的活检是很困难的。因此，对于此类临床诊断肺癌同时合并纵隔淋巴结转移的患者，实施纵隔淋巴结活检就显得尤为必要。此外，对于原发性纵隔占位的病理诊断以及原发性肺癌的纵隔淋巴结术前分期，纵隔镜仍是金标准[1～4]。但随着医学影像技术的更新及发展，各种以微创操作为载体的诊断方法不断涌现，传统纵隔镜技术的地位正在面临日益严峻的挑战[5，6]，CT 引导下的 PTNB 就是其中之一，有研究证实[7～9]，该方法适用于不同部位的纵隔结节活检。该技术可通过经肺通路与经肺外通路两种方式实施，经肺外通路进行的纵隔结节穿刺活检较经肺通路相比，可以避免损伤肺泡、肺内血管、气管及胸膜等正常组织结构。该通路通常可选择经胸骨、经胸骨旁、经脊柱旁、经胸骨上窝和经胸膜腔通路[7]。

解剖分区与淋巴结分区

纵隔的解剖分区最常用的包括：三分区和四分区。①三分区包括前、中、后纵隔（三分区）；②四分区为三分区加上上纵隔。前纵隔前界为胸骨，后界为心包前壁、升主动脉和头臂血管。后纵隔前缘以心包和大血管的后缘为界，后缘为胸椎椎体。中纵隔前界为前纵隔的后界，后界为后纵隔的前界，位于前、后纵隔之间。在四分区中，上纵隔指胸骨角到胸 4 ～ 5 椎间隙连线平面以上的结构部分，简单得说，就是主动脉弓以上的部分。纵隔的淋巴结分区则参照国际肺癌研究学会（IASLC）于 2009 年更新的纵隔淋巴结分区指南。

1．图像引导　纵隔结节的穿刺活检推荐使用 CT 图像引导进行，但并不是唯一的方式，对于紧邻前胸壁的前纵隔结节，超声引导下的穿刺活检同样有报道。超声引导下的穿刺活检最大的优势即实时、动态监测穿刺活检装置的位置、通路及靶结节的活动，多普勒图像可以很清晰地鉴别血管结构。此外，对于病重患者，超声引导下的穿刺活检对患者的体位要求不高，并可在床边完成整个操作。但 CT 影像可以从三维空间上进行精确的观察、测量，对纵隔内器官、结构的分辨率也更为满意，造影剂的使用能够为术者提供更为全面的信息。因此，较超声影像引导而言，CT 影像引导更能满足术者的需求。有研究者[10]认为，在 PET/CT 引导下进行纵隔结节的穿刺活检较普通 CT 相比，并不能显示出具有统计学意义的优势。

2．穿刺路径规划

（1）胸骨旁通路：经胸骨旁通路穿刺活检，穿刺针经胸骨旁进针，穿过胸壁肌肉，避开内乳区动静脉血管，进入纵隔内脂肪组织，最终到达纵隔内靶结节，为最常使用的穿刺路径。选择该路径进行穿刺活检通常须仰卧位完成，但侧卧位有时可使纵隔因重力作用发生移位，从而使得在仰卧状态下与前胸壁有间隔的纵隔肿物或结节直接贴近胸骨旁胸壁组织[11，12]。在经该通路进行穿刺活检时，应绝对避免损伤内乳血管。需要特别指出的是，约有 20％的患者在内乳区会出现三条内乳血管（一条动脉，两条静脉）[13]。虽然在普通 CT 图像中不难将其分辨出来，但仍然值得术者关注。在通过内乳血管区及纵隔内脂肪组织时，可采用钝性分离式方法向前行进，这样可以最大限度地保护血管免受损伤。胸骨旁通路穿刺活检主要适用于位于前、中纵隔结节。当结节本身，或者是受侵的纵隔内脂肪组织紧邻前胸壁或胸骨旁软组织，就可以选择该通路进行穿刺活检。最常见的是位于血管前（3a 组）与主动脉弓旁（6 组）区域的结节，较难解决后纵隔（7、8、9 组）及部分中纵隔（2、4、5、6 组）结节的穿刺活检问题。但也有报道，该通路偶用于高位气管周围（2 组）的结节或肿物的穿刺活检，而这部分气管周围的结节并未肿大到紧邻前胸壁的程度。对该部位的结节进行穿刺活检时易损伤头臂静脉和上腔静脉，因此不能使用粗针完成，而只能使用 22G 的细针进行穿刺针吸式活检。有报道表明[13～15]，22G 的细针在穿刺过程中即便损伤上述血管，也不至于出现严重的并发症。

（2）脊柱旁通路：该路径穿刺活检推荐使用 CT 图像引导，俯卧位进行。穿刺针通过脊柱旁，胸内筋膜与壁层胸膜之间的空间进入纵隔完成活检。胸内筋膜是椎前筋膜向后方及两侧的延续，位于胸壁的内侧面，壁层胸膜的外面。有些患者的脊柱旁胸膜外间隙增厚增宽，使得穿刺活检针有一个安全的空间通过，而不损伤胸膜及肺组织。但绝大多数患者仍需要通过在该区域注射生理盐水，或者稀释的碘化造影剂，达到推移纵隔壁层胸膜、获得穿刺针所需的胸膜外空间的效果[12，16]。通常需要 10 ～ 20ml 生理盐水就可以满足增厚增宽纵隔的要求，但有时则需要更多的生理盐水用量才能达到上述效果[17]。如果同轴套管针未能正确进入该间隙，例如进入了胸内筋膜外、血管或是胸膜腔，也无法达到增厚增宽纵隔的目的。并且，随着注入生理盐水的流动，增厚增宽的纵隔会迅速地恢复正常的状态，因此，要求穿刺进针及活检必须尽快完成。进针点应位于肋骨的上缘，以免损伤肋间血管和神经。在穿刺针行进过程中，还应注意避免损伤食管、奇静脉以及椎前的血管和神经。有学者[12，16]建议，对于在普通 CT 扫描影像上无法明确食管区域的患者，可口服增强剂加以区分，以绝对避免对食管的损伤。除了上述结构损伤所导致的相应并发症外，还有一些罕见并发症的报道[12，16，17]，例如血管迷走神经反应、肋间神经炎和损伤交感神经节导致的一过性的 Horner 综合征。脊柱旁通路穿刺活检可以与胸骨旁通路穿刺活检形成良好的互补，主要用于完成后纵隔（7 组及右侧 8、9 组）结节或肿物的穿刺活检，有时可用于进行部分中纵隔（2R、4R 组）结节或肿物的穿刺活检。在某些特定的条件下，偶尔可实现左侧气管旁区域结节或肿物的穿刺活检。

（3）经胸骨通路：该路径穿刺活检推荐使用 CT 图像引导，采用同轴定位穿刺技术，仰卧位条件下进行。该通路贯穿胸骨，因此需要使用到一套骨穿刺定位系统。这一过程通常使用局部麻醉联合静脉镇静就能获得良好的耐受性。但值得注意的是，必须将胸骨前侧和背侧的骨膜均实施麻醉，才能最大程度地降低患者的不适感。一般而言，对于已经完成了诊断性增强 CT 扫描的患者来说，使用普通 CT 扫描图像作为引导，经该通路进行穿刺活检是安全的。但有时为了更好地区分纵隔结构，需要在穿刺活检过程中静脉注射造影剂。经胸骨通路主要适用于无法使用胸骨旁通路穿刺活检的前纵隔（3a 组）结节或肿物[18，19]，在某些特定条件下，该通路也可用来完成一些中纵隔（2R 组）结节或肿物的穿刺活检，是胸骨旁通路穿刺活检的很好补充。中纵隔结节或肿物的穿刺活检需经过血管区，因此推荐使用 22G 的细针进行穿刺针吸式活检，即便在穿刺过程中损伤头臂静脉，通常也是安全的[13，15]。另有报道[20]，使用 22G 弯曲的 Chiba 针（千叶针）可以弥补穿刺进针方向上一些小的出入与偏差。出血仍然是该通路穿刺活检最常见的潜在并发症。但通过精确的定位，合理的针道设计，可以最大程度降低出血发生的风险。少量的纵隔内出血或积气可以通过 CT 扫描发现，通常是无症状性的、自限性的。

（4）胸骨上通路：上述通路通常仅需要在轴位影像上进行设计观察，而胸骨上通路还需要在矢状位影像上进行设计观察，要求术者有良好的三维空间概念。该通路穿刺活检从胸骨上窝进针，斜行向下进入纵隔，超声影像引导有其特有的优势。超声影像可以为术者提供实时的头脚方向及左右方向的角度提示，此外，还可以实时观察控制针尖与靶结节或大血管的位置关系。该通路主要适用于位于主动脉弓上方的前纵隔（1、3a 组）结节或肿物的穿刺[14]活检，一定条件下也可进行部分中纵隔（2、4、5 组）结节或肿物的穿刺活检。因进针穿刺路径中大血管密集，建议谨慎开展。

（5）经胸膜腔通路：该路径穿刺活检在前述章节已做过介绍，为同轴穿刺针经过胸腔积液或者是人工医源性气胸区域进入纵隔进行活检。对于纵隔结节或肿物同侧的非包裹性胸腔积液而言，可以通过保持对侧卧位，使其流动至纵隔胸膜的凹陷处，恢复穿刺体位后，则会形成一个由胸腔积液填充的“胸膜窗”[11, 12]，使得穿刺针可以不损伤肺实质直接进入纵隔活检。人工医源性气胸[11, 12]通过一个钝性穿刺针穿透壁层胸膜向胸膜腔注入空气实现，而注入的空气可以在穿刺活检结束之后通过套管针抽出，使得被空气压缩的肺组织复张。这一方法避免了脏层胸膜的损伤，因此，可以降低因脏层胸膜受损导致持续性气胸所带来的不良后果，特别适用于合并严重 COPD 的患者。但上述两种方法并非每次都能顺利实施，特别是人工医源性气胸的实施，有可能会误伤脏层胸膜，导致持续性气胸的出现。

（6）经肺通路：选择肺外通路进行纵隔结节穿刺活检彻底消除了肺出血及咯血的发生，并且几乎杜绝了气胸的出现，但正是为了达到降低并发症发生这一目的，该通路大大降低了穿刺活检取材的灵活性，因而，损失了部分纵隔淋巴结穿刺活检取材的可能性。为了弥补这一重大损失，在某些时候将选择经肺通路进行穿刺活检。经肺通路纵隔结节的粗针穿刺切割式活检术推荐使用 CT 影像引导进行。有作者[21]报道，对于有脏层胸膜损伤的纵隔穿刺活检的气胸率高达 60%。因此，术前需全面评估，谨慎操作，尽量降低并发症的发生率，并做好应急处理的相关准备工作。

（尹中元）

参考文献

[1] Detterbeck F C, Jantz M A, Wallace M, et al.Invasive mediastinal staging of lung cancer:ACCP evidence-based clinical practice guidelines(2nd edition). Chest, 2007, 132(3 suppl):202S-220S.

[2] Iskender I, Kapicibasi H O, Kadioglu S Z, et al. Comparison of integrated positron emission tomography/computed tomography and mediastinoscopy in mediastinal staging of non-small cell lung cancer: analysis of 212 patients.Acta Chir Belg, 2012, 112(3):219-225.

[3] Louie B E, Kapur S, Farivar A S, et al.Safety and utility of mediastinoscopy in non-small cell lung cancer in a complex mediastinum. Ann Thorac Surg, 2011, 92(1): 278-282.

[4] Karfis E A, Roustanis E, Beis J, et al.Video-assisted cervical mediastinoscopy: our seven-year experience. Interact Cardiovasc Thorac Surg, 2008, 7(6):1015-1018.

[5] 周足力 , 王俊 . 非小细胞肺癌术前 N2 有创分期 . 中国肺癌 ,2008,11:640-645.

[6] Block M I. Transition from mediastinoscopy to endoscopy ultrasound for lung cancer staging.Ann Thorac Surg, 2010, 89:885-890.

[7] Gupta S,Seaberg K,Wallace M J, et al. Imaging-guided percutaneous biopsy of mediastinal lesions:different approaches and anatomic considerations.RadioGraphics, 2005, 25:763-788.

[8] Priola A M, Priola S M, Cataldi A, et al. CT-guided percutaneous transthoracic biopsy in the diagnosis of mediastinal masses:evaluation of 73 procedures. Radiol med, 2008, 113:3-15.

[9] Virginia P D, Isabel T S, Francisco G R, et al.Usefulness CT-guided F.N.A.C. in the diagnosis of mediastinal lesions. Arch Bronconeumol, 2010, 46 (5):223-229.

[10] Yokoyama K, Ikeda O, Kawanaka K, et al.Comparison of CT-guided percutaneous biopsy with and without registration of prior PET/CT images to diagnose mediastinal tumors. Cardiovasc Intervent Radiol, 2014, 37: 1306-1311.

[11] Protopapas Z,Westcott J L. Transthoracic hilar and mediastinal biopsy.Radiol Clin North Am, 2000, 38:281-291.

[12] Bressler E L, Kirkham J A. Mediastinal masses:alternative approaches to CT-guided needle biopsy.Radiology, 1994, 191:391-396.

[13] Westcott J L. Transthoracic needle biopsy of the hilum and mediastinum.J Thorac Imaging, 1987, 2:41-48.

[14] Gupta S,Gulati M, Rajwanshi A,et al.Sonographically guided fine-needle aspiration biopsy of superior mediastinal lesions by the suprasternal route.AJR Am J Roentgenol, 1998, 171:1303-1306.

[15] Yang P C, Chang D B, Lee Y C, et al.Mediastinal malignancy: ultrasound guided biopsy through the supraclavicular approach.Thorax, 1992, 47: 377-380.

[16] Langen H J, Klose K C, Keulers P, et al.Artificial widening of the mediastinum to gain access for extrapleural biopsy: clinical results. Radiology, 1995, 196:703-706.

[17] Grant T H, Stull M A, Kandallu K, et al.Percutaneous needle biopsy of mediastinal masses using a computed tomography-guided extrapleural approach.J Thorac Imaging, 1998, 13:14-19.

[18] D Agostino H B, Sanchez R B, Laoide R M, et al.Anterior mediastinal lesions: transsternal biopsy with CT guidance-work in progress.Radiology, 1993, 189:703-705.

[19] Astrom K G, Ahlstrom K H, Magnusson A. CTguided transsternal core biopsy of anterior mediastinal masses. Radiology, 1996, 199:564-567.

[20] Gupta S, Wallace M J, Morello F A Jr, et al.CT-guided percutaneous needle biopsy of intrathoracic lesions by using the transsternal approach: experience in 37 patients.Radiology, 2002, 222:57-62.

[21] Joseph B, Clare Savage, Scott K, et al.Mediastinal transthoracic needle and core lymph node biopsy Should it replace mediastinoscopy? Chest, 2002, 121:1165-1170.

第五节　经肺外通路纵隔结节的穿刺活检

纵隔结节的定位分区参照了国际肺癌研究学会（IASLC）于 2009 年更新的纵隔淋巴结分区指南，按照其 CT 影像位置将其归至相应的纵隔淋巴结分区内进行统计分析。经肺外通路完成纵隔结节的穿刺活检，可以完全避免对肺泡、肺内血管、气管及壁 / 脏层胸膜等正常组织结构的损伤。该通路通常可选择经胸骨、经胸骨旁、经脊柱旁、经胸骨上窝和经胸膜腔通路[1]。我院完成的 CT 引导下经皮肺外通路纵隔结节粗针穿刺切割式活检术绝大多数是经由胸骨旁通路进行的。我们回顾性分析了我院 2009 年 1 月至 2014 年 12 月完成的共计 80 例纵隔结节患者，行 CT 引导下经肺外通路穿刺活检的数据，旨在验证该方法的安全性及有效性。

一、图像引导

本组病例的纵隔结节经肺外通路穿刺活检均使用 CT 图像引导完成，且均在术前完成了增强 CT 扫描，以更好地分辨靶结节与纵隔内重要组织结构（头臂血管、主动脉、肺动静脉、心脏、上腔静脉、奇静脉、食管等）的位置关系。虽然有研究者[2]认为，在 PET/CT 引导下进行纵隔结节的穿刺活检较普通 CT 引导相比，并不能显示出具有统计学意义的优势，但在本组病例中，仍有部分预先完成了 PET/CT 检查，特别对于体积较大，无法准确区分肿瘤活性区域与坏死区域的病例，在穿刺活检过程中，仍然参照了 PET/CT 影像，尽可能在靶结节的高代谢区域内进行活检取材。

二、穿刺活检区域的分布

我院的本组数据显示，由于各纵隔结节与胸壁的位置关系和距离的原因，CT 引导下经肺外通路纵隔结节穿刺活检的区域主要涵盖了 3a 区（图 5-16）和 6 区（图 5-17），仅有极个别病例，在特殊条件下完成了 2L（图 5-18）、4R 区（图 5-19）、7 区（图 5-20）以及 8/9 区（图 5-21）的纵隔穿刺活检。2L 区 1 例（1.25%），3a 区 43 例（53.75%），4R 区 1 例（1.25%），6 区 33 例（41.25%），7 区 1 例（1.25%），8/9 区 1 例（1.25%）（表 5-3）。从上述结构组成不难看出，经肺外通路纵隔结节穿刺活检的区域主要分布于前上纵隔（95%），中、后纵隔结节则较难完成，这与该区域的解剖特点有着密切的关系。该区域向前紧邻胸壁，并且两侧没有大血管及重要结构，虽然后方毗邻大血管但可以通过 CT 影像引导，控制活检区域与大血管的间隔距离，使之安全进行。即便前方被胸骨遮挡，也并非绝对禁忌，可以通过器械打穿胸骨通道，经胸骨进针穿刺活检。因此，本研究中，前上纵隔结节的穿刺活检主要通过该方式完成。

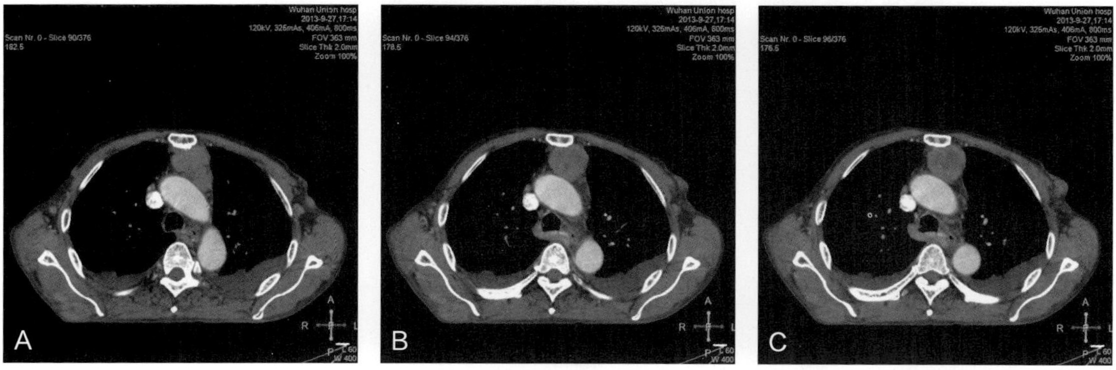

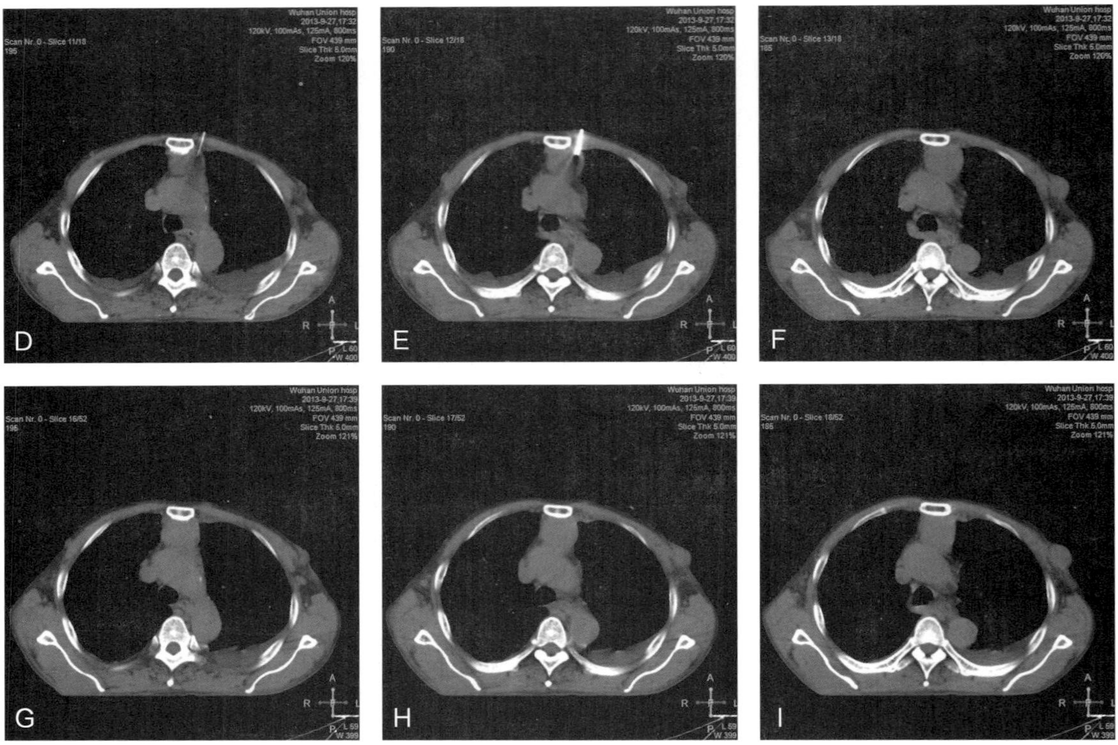

图 5-16　A ~ C. 显示患者 3a 组纵隔淋巴结肿大，并双侧少量胸腔积液，选取仰卧位进行穿刺活检；D ~ F. 显示穿刺活检的实时 CT 影像，同轴穿刺针经胸骨旁肺外通路进针，注意保护左侧胸廓内动静脉血管，针尖到达靶结节表面，预留与结节后方胸主动脉的安全距离，完成活检；G ~ I. 显示完成活检后，拔除同轴穿刺针，再次进行 CT 扫描，未见气胸及出血征象。病理结果示：（纵隔淋巴结）小细胞癌，建议免疫组化染色进一步确定组织来源

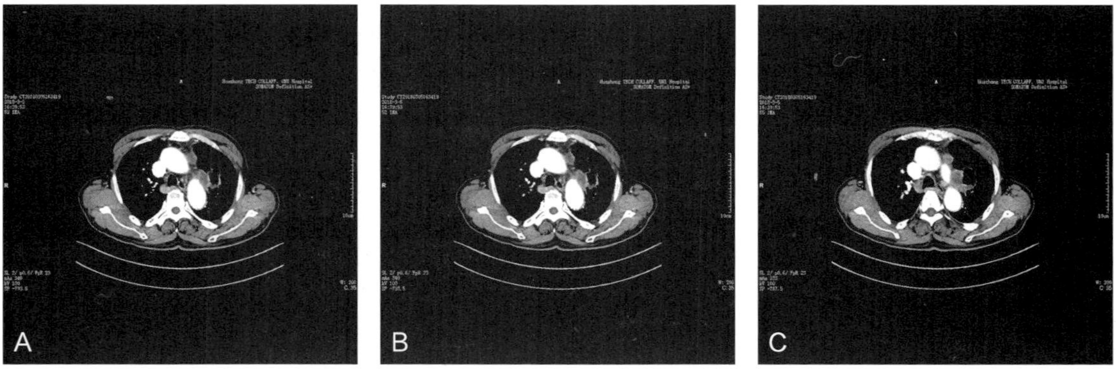

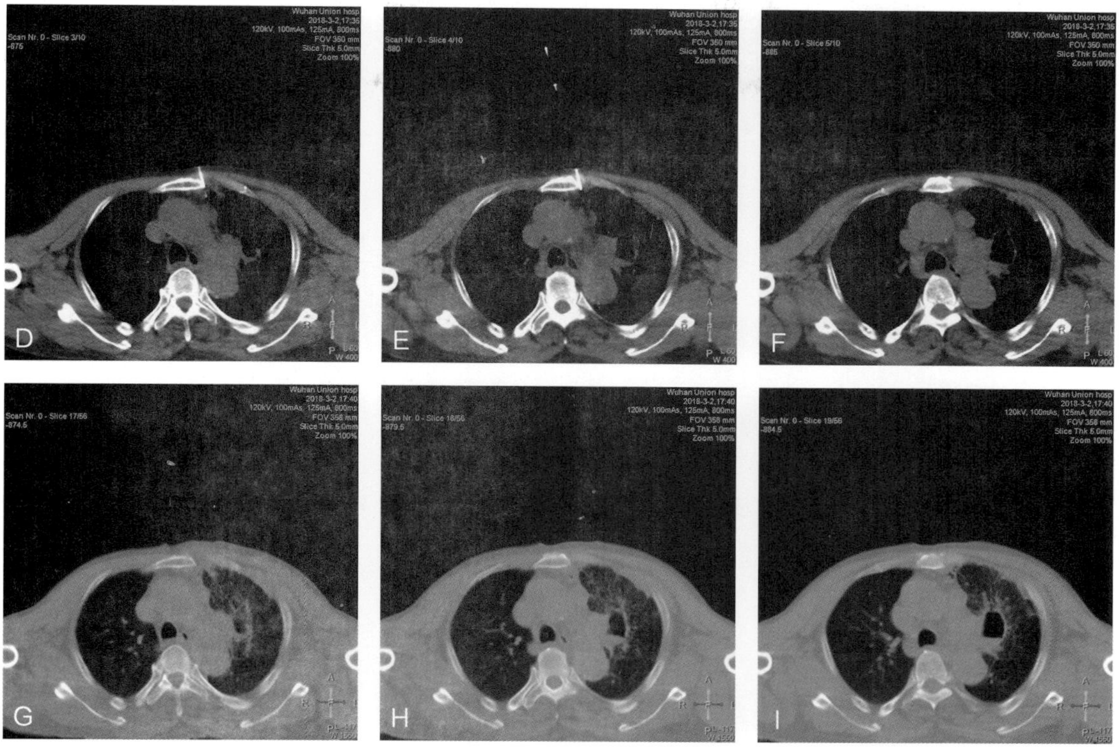

图 5-17　A ~ C. 显示患者左肺门肿块，伴左肺门及纵隔多发淋巴结肿大。因 6 组淋巴结毗邻前胸壁，选取 6 组淋巴结仰卧位进行穿刺活检；D ~ F. 显示穿刺活检的实时 CT 影像，同轴穿刺针经由左侧胸骨旁进针，避开左侧胸廓内动静脉血管，经肺外通路，斜行向外侧到达靶结节表面，预留与主动脉弓的安全边界，完成活检；G ~ I. 显示完成活检后，拔除同轴穿刺针，再次进行 CT 扫描，未见气胸及出血征象。病理结果示：鳞状细胞癌伴部分坏死

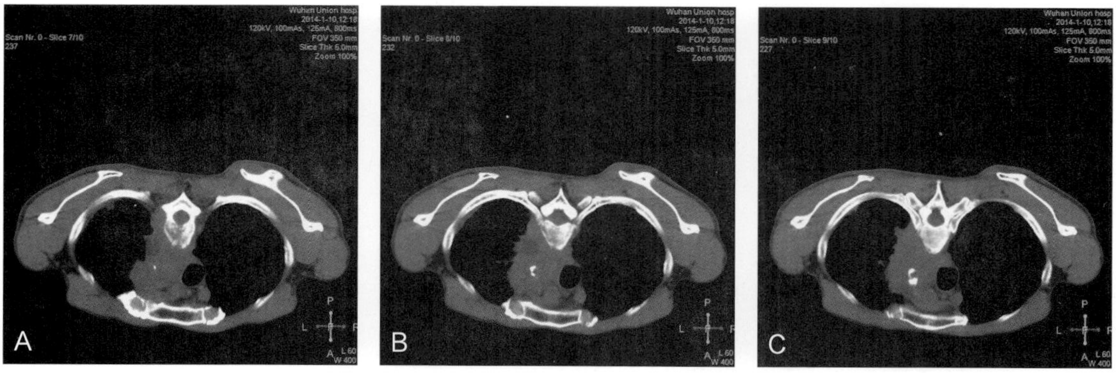

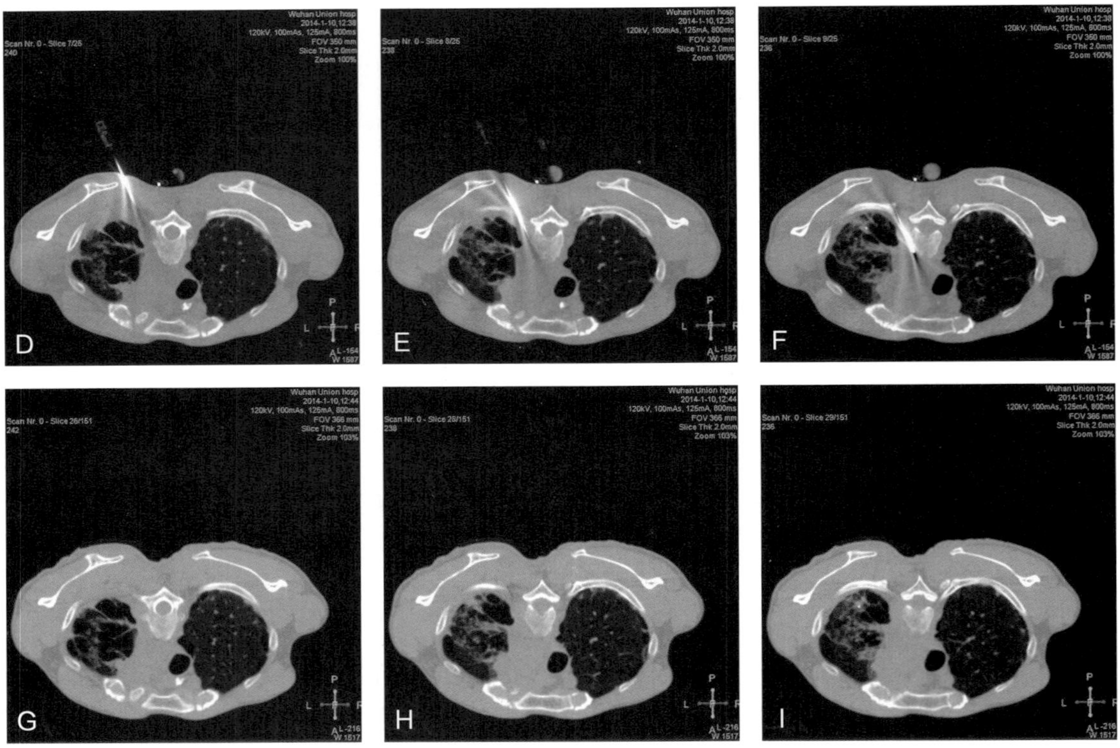

图 5-18　A ~ C. 显示患者左侧气管旁结节，呈浸润式生长，向背侧侵犯椎旁软组织，选取俯卧位进行穿刺活检；D ~ F. 显示穿刺活检的实时 CT 影像，同轴穿刺针避开气肿区，经由椎旁增宽的空间非共面进针，到达左侧气管旁结节，预留与气管、食管及纵隔内大血管的安全边界，完成活检。如食管显示不清，可吞服碘水加以区分；G ~ I. 显示活检完成后，拔除同轴穿刺针，再次进行 CT 扫描，未见气胸及出血征象。病理结果示：转移性浸润性腺癌，肺来源

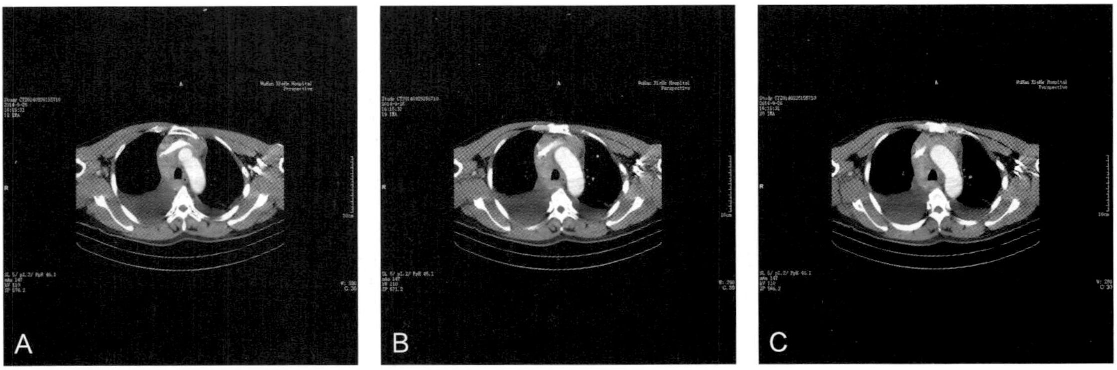

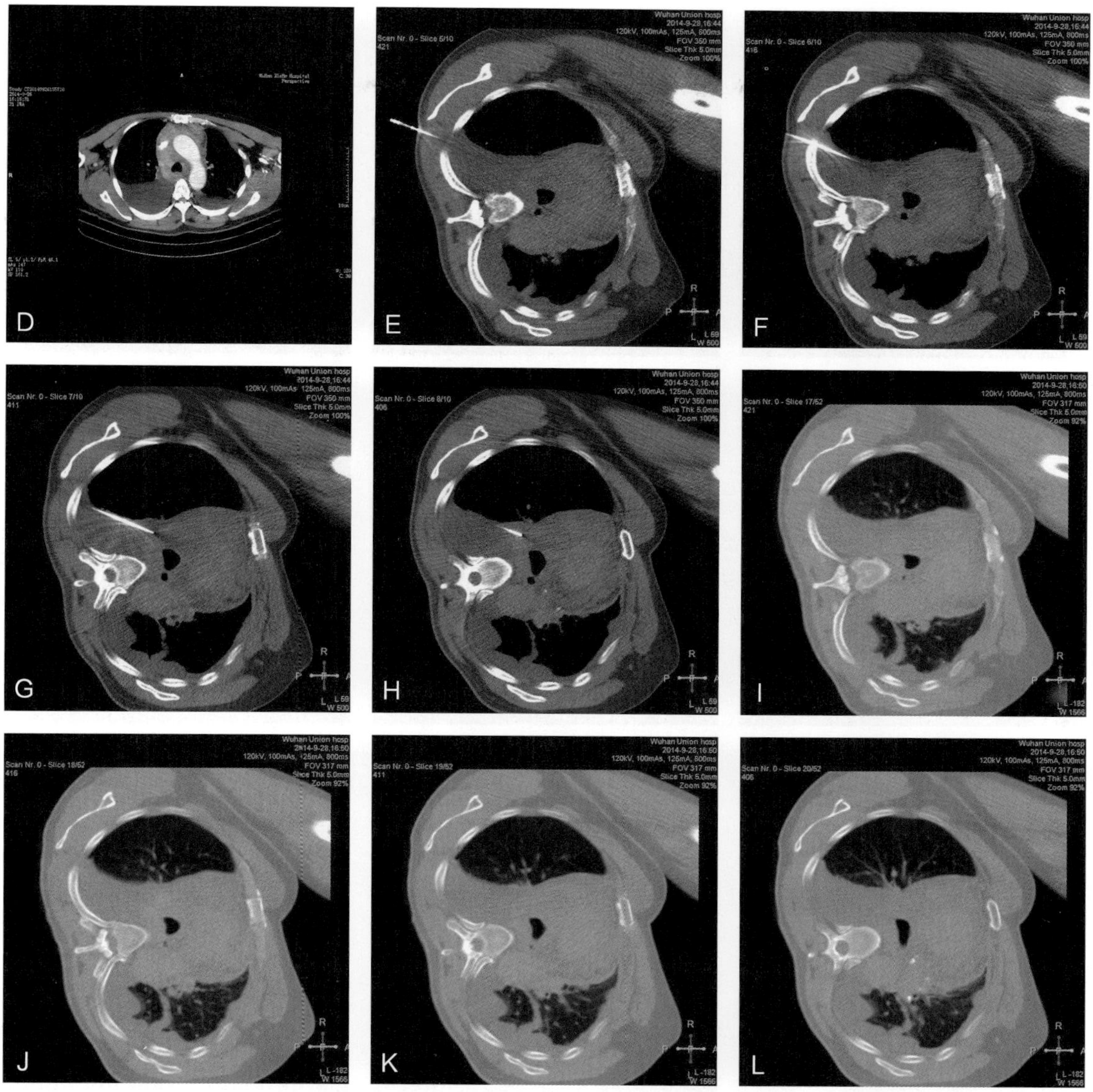

图 5-19　A ~ D. 显示患者多发纵隔淋巴结肿大，合并右侧中等量胸腔积液，左侧少量胸腔积液；E ~ H. 显示利用重力作用，选取左侧卧位，使得右侧胸腔积液聚集于右侧胸腔最低处，形成纵隔结构与胸壁之间的天然肺外通道——胸膜腔通路。穿刺活检的实时 CT 影像显示同轴穿刺针经后胸壁进针，通过肋间隙走行于“液体胸膜窗”内，到达 4R 组淋巴结；I ~ L. 显示完成活检后，拔除同轴穿刺针，再次进行 CT 扫描，未见气胸及肺内出血征象，右侧胸腔积液未见明显增加。病理结果示：(纵隔淋巴结) 转移性肺腺癌

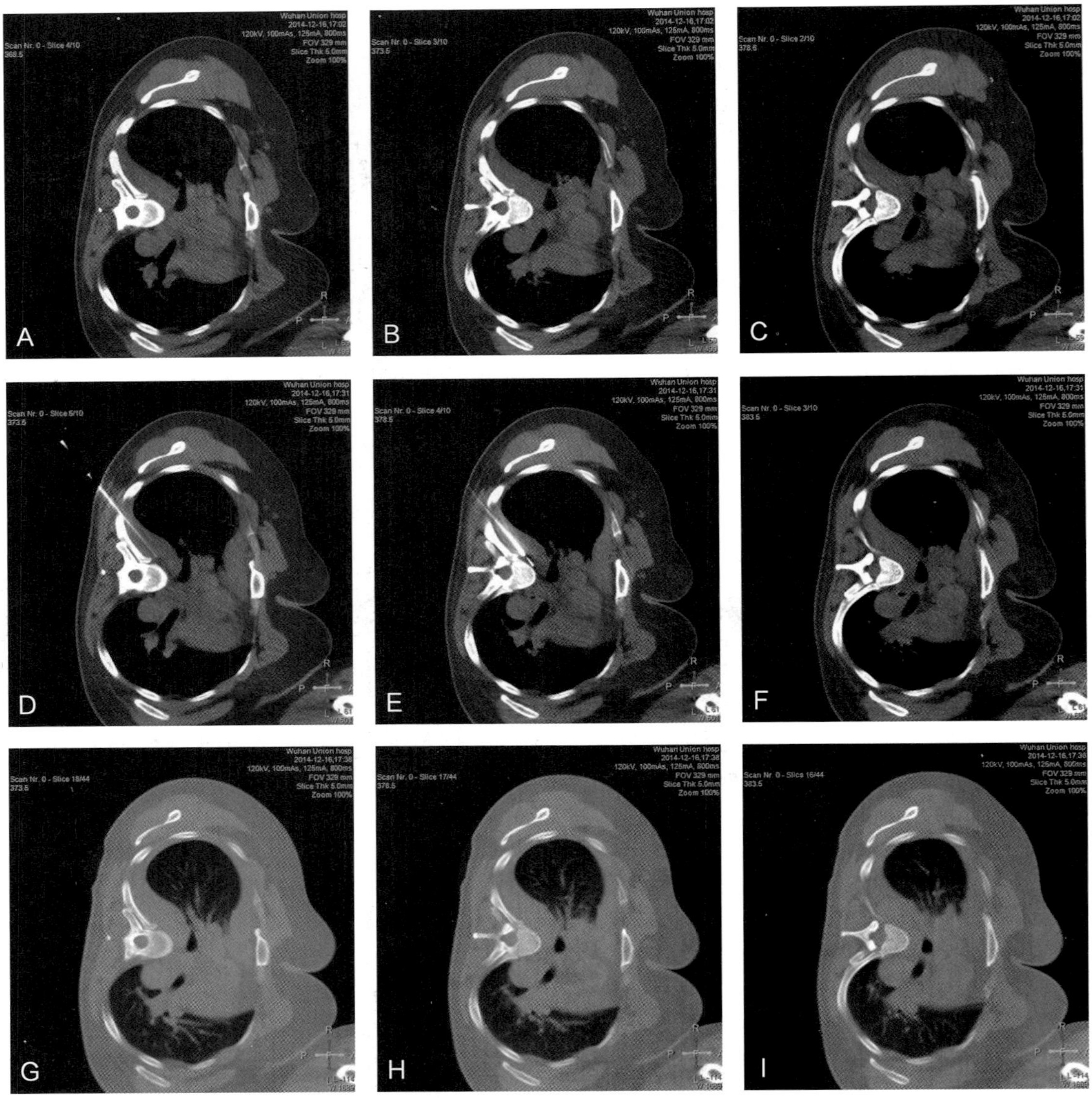

图 5-20　A ~ C. 显示患者隆突下淋巴结肿大，合并右侧中等量胸腔积液。选取左侧卧位进行穿刺活检，利用重力作用，使得右侧胸腔积液聚集于右侧胸腔最低处，形成纵隔结构与胸壁之间的天然肺外通道——胸膜腔通路；D ~ F. 显示穿刺活检的实时 CT 影像，可见同轴穿刺针经后胸壁进针，通过肋间隙走行于“液体胸膜窗”内，到达 7 组淋巴结，完成活检；G ~ I. 显示完成活检后，拔除同轴穿刺针，再次进行 CT 扫描，未见气胸，右侧胸腔积液稳定，未见明显增加

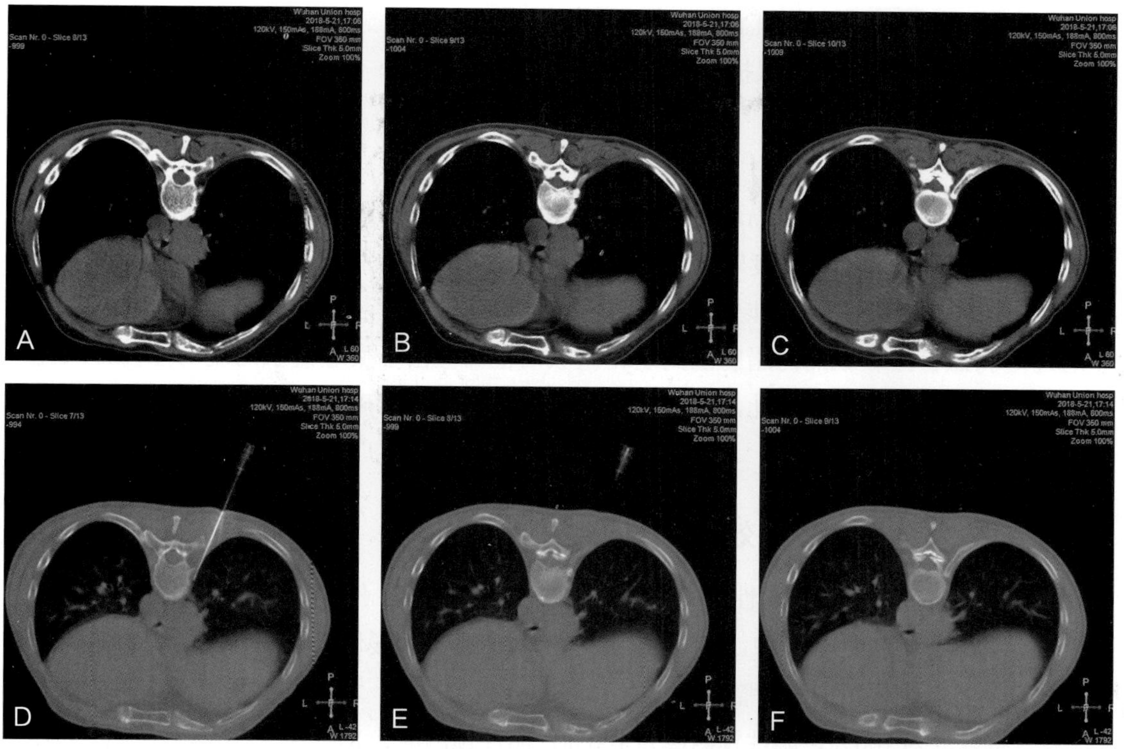

图 5-21　A ~ C. 显示患者后纵隔右侧食管旁结节，选取俯卧位，尝试通过椎旁通路进针，进行穿刺活检；D ~ F. 显示穿刺活检的实时 CT 影像，同轴穿刺针沿胸椎脊柱旁，胸内筋膜与壁层胸膜之间的脂肪间隙进针，到达后纵隔的椎前结节，完成活检。病理结果示：肺腺癌。由于进针路径为肺外通路，未损伤脏层胸膜，故未见气胸及肺内出血征象

表 5-3　纵隔靶结节的分布概况

纵隔淋巴结区	2L 组	3a 组	4R 组	6 组	7 组	8/9 组*
例数	1	43	1	33	1	1
比例（%）	1.25	53.75	1.25	41.25	1.25	1.25

* 单纯 CT 影像难以区分 8 组与 9 组淋巴结区，因此将 8 组 /9 组淋巴结合并统计

三、内乳血管

经胸骨旁通路穿刺活检，穿刺针经胸骨旁进针，穿过胸壁肌肉，避开内乳区动静脉血管，进入纵隔内脂肪组织，最终到达纵隔内靶结节。受靶结节附近纵隔内大血管和内乳区动静脉血管位置的限制，进针角度往往比较局限，同时，操作空间也往往比较狭小，因此使用切割式的活检方式较普通抽吸式的活检方式难度要大，风险要高，这就大大限制了取材的自由性。另外，需要特别指出的是，约 20% 的患者在内乳区会出现三条内乳血管（一条动脉，两条静脉）[3]。虽然在普通 CT 图像中不难将其分辨出来，但仍然值得术者关注。一旦出现内乳区动静脉损伤，则有可能出现纵隔或胸壁下积血，引起患者明显不适，从而影响穿刺

活检的顺利进行。在通过内乳血管区及纵隔内脂肪组织时，建议采用钝性分离式方法向前行进，这样可以最大限度地保护血管免受损伤。

四、纵隔增宽

对于没有明显增宽的纵隔而言，由于受到内乳血管、纵隔内大血管、胸膜和肺组织的限制，胸骨旁通路进针的难度较大。有学者[4]通过向纵隔内脂肪组织注射生理盐水，达到推移胸膜，产生一定宽度的肺外空间的方法，使得穿刺活检装置有安全的空间、适宜的角度通过内乳血管区和纵隔内脂肪区到达靶区域活检。但由于生理盐水的流动性较大，且纵隔内脂肪组织较为疏松，因此，易出现注射后增宽部位不准确，增宽持续时间较短，有时难以满足术者的要求。

五、病理结果及诊断效能

本组 80 例患者，共检出恶性肿瘤 72 例、胸腺瘤 5 例、结核 1 例、慢性炎性病变 2 例（表 5-4）。在 2 例诊断为慢性炎性病变中，1 例最终经手术病理证实为慢性炎性病变，另有 1 例后经其他方式诊断为纵隔生殖细胞肿瘤（假阴性 1 例）。本组数据中，纵隔结节病理活检的敏感度为 98.6%，特异度为 100%，阳性预测值为 100%，阴性预测值为 87.5%，假阴性率为 12.5%。

表 5-4　纵隔结节穿刺活检的病理概况

恶性	淋巴结转移癌（31）	淋巴结转移性腺癌	9
		淋巴结转移性鳞癌	5
		淋巴结转移性小细胞癌	14
		淋巴结转移性肉瘤样癌	1
		淋巴结转移性低分化癌	1
		淋巴结转移性未分化癌	1
	淋巴瘤（21）	弥漫大 B 细胞淋巴瘤	8
		T 淋巴母细胞淋巴瘤	5
		淋巴母细胞淋巴瘤（非 B 非 T）	1
		套细胞淋巴瘤	1
		NHL（无法分型）	2
		HL	4
	胸腺癌（13）	胸腺鳞癌	12
		胸腺癌（无法分型）	1
	其他（7）	腺泡样横纹肌肉瘤	1
		髓细胞肉瘤	1

续表

		原发纵隔低分化癌	1
		原发纵隔恶性肿瘤（无法分类）	4
良性	良性结节（8）	胸腺瘤	5
		结核	1
		慢性炎症	2
		合计	80

六、并发症

本组数据中，仅出现 1 例少量纵隔内积气（1.25%，图 5-22）和 1 例少量纵隔内出血（1.25%，图 5-23），未见气胸及明显纵隔内出血的发生，且无致死性并发症出现。无论使用什么样的方法或技巧，我们不得不承认，从胸骨侧缘到内乳区血管，留给我们的空间的确过于狭小。因此，损伤内乳区血管始终将会是我们选择这一通路进行穿刺活检的潜在的危险并发症。一旦出现内乳区血管损伤，将有可能出现胸膜外或胸膜腔内的出血，并且这种出血有可能是大量的、难以用内科方法止血的出血，有时将不得不通过外科手段开胸止血。此外，纵隔会随着呼吸运动发生小范围的移动，预设的肺外胸骨旁通路有可能在穿刺进针过程中的某一呼吸时相时变为了经肺通路，导致气胸的发生。还有一些诸如纵隔内脂肪组织小血管损伤、纵隔内少量积气等常见的并发症，通常无须特殊处理，不会导致严重的后果。

CT 引导下经肺外通路纵隔结节穿刺活检术是一种成熟、安全、高效的诊断技术，特别是对于纵隔 3a 及 6 组区域的穿刺活检，该技术表现出了良好的应用前景。

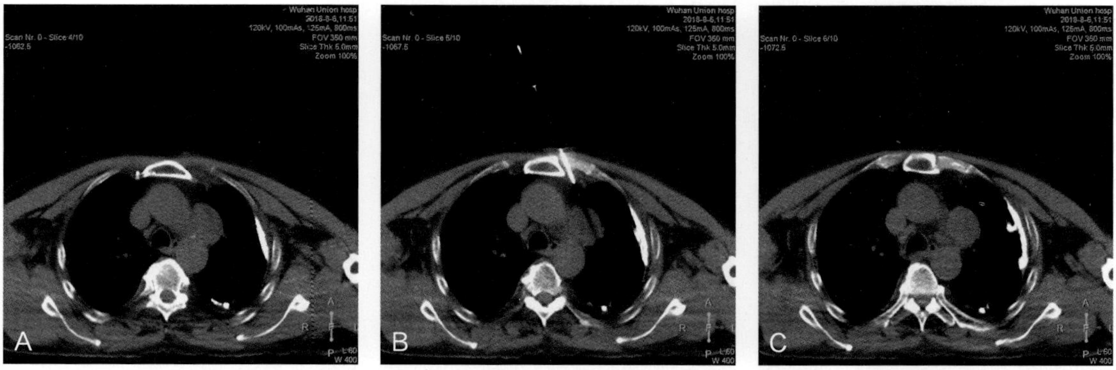

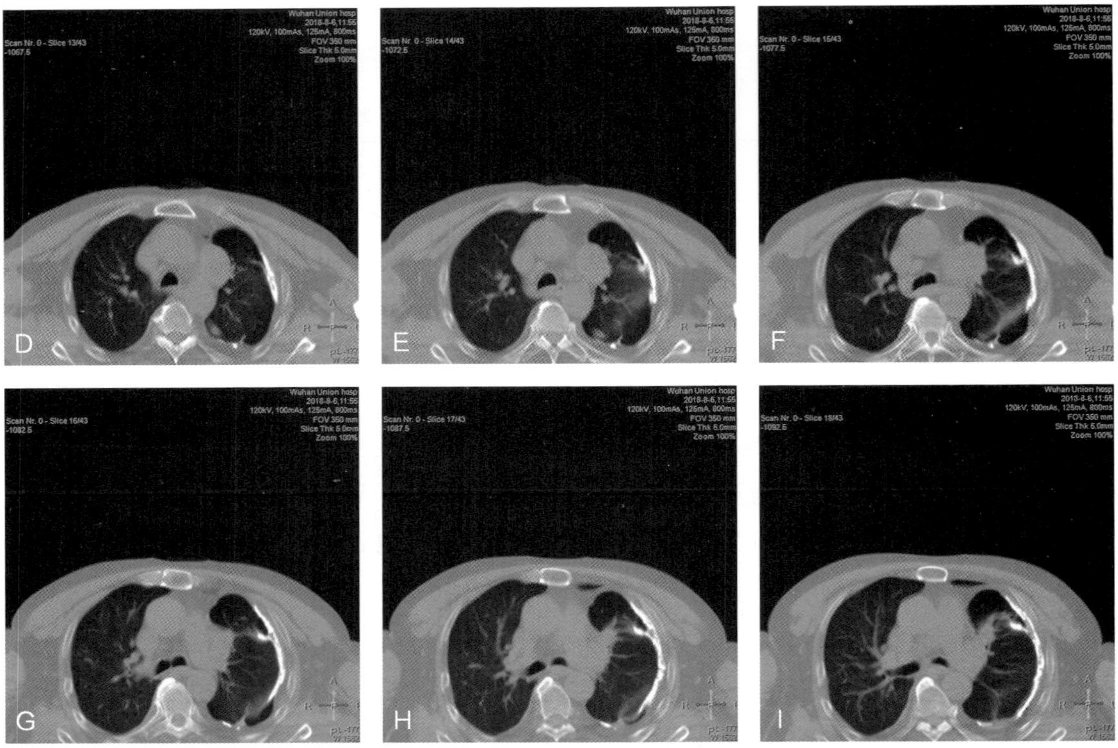

图 5-22　A ~ C. 显示患者 5 组、6 组肿大融合的淋巴结，脏层胸膜可见明显钙化灶，并左侧少量胸腔积液。选取仰卧位进行穿刺活检，实时 CT 影像显示同轴穿刺针经由左侧胸骨旁通路，避开左侧胸廓内动静脉，肺外进针，到达靶结节表面，完成活检；D ~ F. 显示完成活检后，拔除同轴穿刺针，再次进行 CT 扫描；G ~ I. 见穿刺层面下方纵隔内少量积气。分析积气的原因可能为：1 针芯与活检枪交替时，外界气体经同轴外套管进入纵隔内；2 本例穿刺活检虽经肺外通路完成，但由于同轴穿刺针的进针路径紧邻脏层胸膜的纵隔面，可能会损伤到脏层胸膜，导致肺内气体进入纵隔。病理结果示：小细胞肺癌

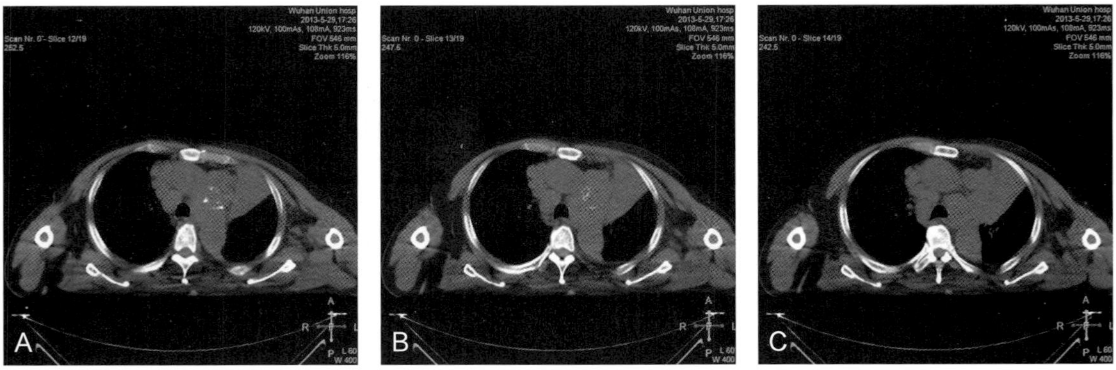

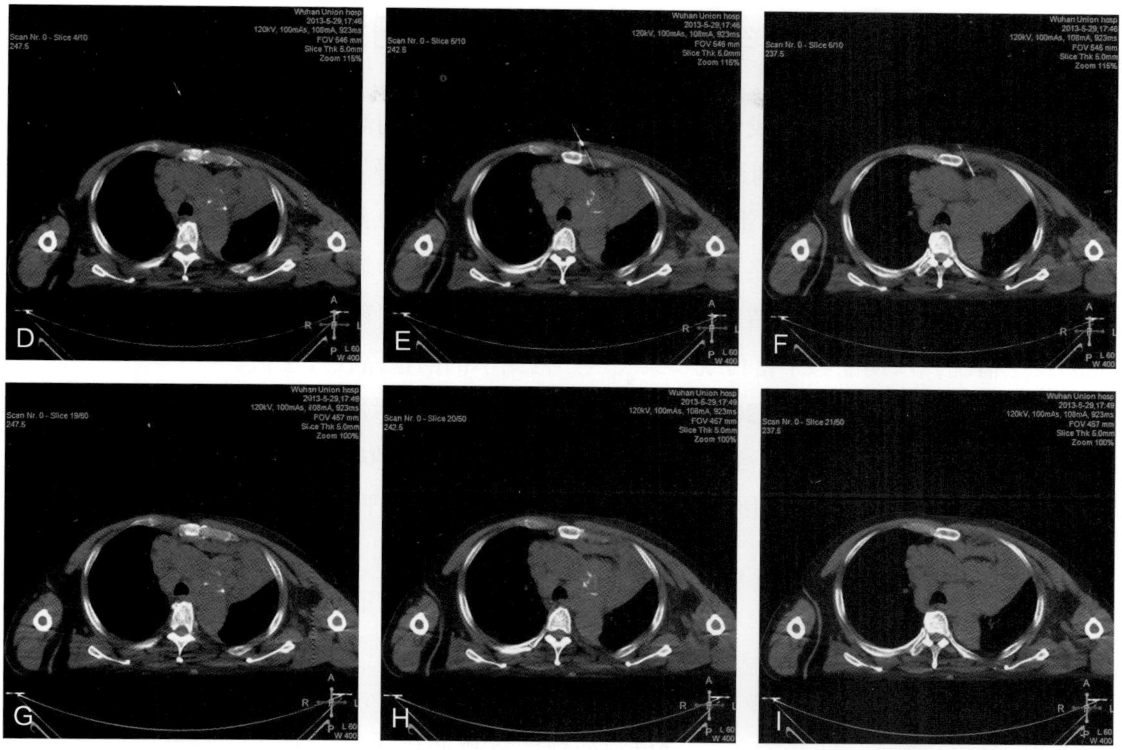

图 5-23　A ~ C. 显示患者纵隔内多组淋巴结肿大（4R 组、4L 组、5 组及 6 组），部分融合，并左肺上叶不张，纵隔内脂肪间隙清晰，选取 6 组淋巴结，仰卧位进行穿刺活检；D ~ F. 显示穿刺活检的实时 CT 影像，经左侧胸骨旁通路，避免损伤左侧胸廓内动静脉血管，肺外通路进针，到达靶结节表面，完成活检；G ~ I. 显示完成活检后，拔除同轴穿刺针，再次进行 CT 扫描，可见纵隔内胸廓内侧面明显出血征象，余未见明显异常，患者未述特殊不适，给予药物止血治疗后出院。分析纵隔内出血原因，主要为同轴穿刺针损伤纵隔内或胸壁小血管，当同轴穿刺针拔出后，外套管的压迫止血作用解除，导致继续少量出血。病理结果示：小细胞肺癌

（尹中元）

参考文献

[1] Gupta S, Seaberg K, Wallace M J, et al. Imaging-guided percutaneous biopsy of mediastinal lesions:different approaches and anatomic considerations. RadioGraphics, 2005, 25:763-788.

[2] Yokoyama K, Ikeda O, Kawanaka K, et al. Comparison of CT-guided percutaneous biopsy with and without registration of prior PET/CT images to diagnose mediastinal tumors. Cardiovasc Intervent Radiol, 2014, 37: 1306-1311.

[3] Westcott J L. Transthoracic needle biopsy of the hilum and mediastinum.J Thorac Imaging, 1987, 2:41-48.

[4] Langen H J, Klose K C, Keulers P, et al.Artificial widening of the mediastinum to gain access for extrapleural biopsy:clinical results. Radiology, 1995, 196:703-706.

第六节　经肺通路纵隔结节的穿刺活检

通过前述章节的介绍，我们不难看出，经肺外通路穿刺活检最大限度地降低了穿刺活检并发症的发生，但由于受到进针通路的选择限制，CT 引导下经肺外通路纵隔结节穿刺活检较难解决中纵隔（2、4、5 组）以及部分后纵隔（7、8、9 组）结节的穿刺活检问题。在纵隔结节无法满足经肺外通路进针的情况下，我们也对经肺通路穿刺活检进行了一定的尝试，旨在比较经肺通路纵隔结节穿刺活检与普通肺内结节穿刺活检的诊断效能和相关并发症的发生情况。以期能够丰富传统“禁飞区”内结节的活检路径及手段。

我们回顾性分析了我院 2009 年 1 月至 2014 年 12 月，经肺通路纵隔结节粗针穿刺活检 127 例（平均年龄 54.3 岁 ±11.4 岁；年龄范围 12 ～ 77 岁），其中男性 96 例（平均年龄 55.5 岁 ±10.8 岁；年龄范围 12 ～ 77 岁），女性 31 例（平均年龄 50.5 岁 ±12.7 岁；年龄范围 22 ～ 73 岁），男性∶女性＝ 3.1 ∶ 1，共计 127 枚纵隔结节，纵隔靶结节长径的平均值为 3.6cm±1.4cm（范围 1.6 ～ 10.0cm），短径的平均值为 2.9cm±1.1cm（范围 1.2 ～ 7.0cm ）。本组数据显示，CT 引导下经肺通路纵隔淋巴结穿刺活检的区域涵盖了整个胸内纵隔淋巴结分区（1 组位于胸廓入口以外，无须通过经肺通路穿刺活检）（图 5-24 ～图 5-32），但由于大血管（胸主动脉和主动脉弓）和食管的位置分布关系，对于 2、4、7、8/9 区的穿刺活检则主要分布于右侧纵隔区，而对于 5、6 组纵隔结节的穿刺活检，由于其本身所处解剖位置的原因，则全部位于左侧纵隔。从表 5-5 中可以看出，4R 组和 7 组纵隔结节接受活检的比例最高，两者之和超过了活检总数的 65%。换言之，4R 组和 7 组为经肺通路纵隔穿刺活检最常选取的区域（表 5-5）。

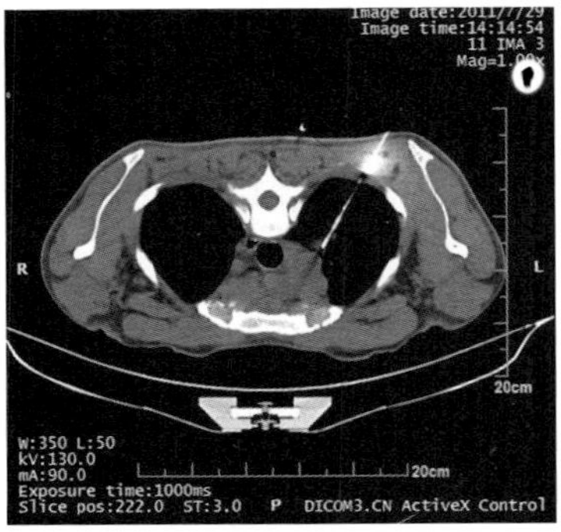

图 5-24　上图显示患者 2R 组淋巴结肿大，选取俯卧位经肺通路进行穿刺活检，同轴穿刺针前端到达靶结节表面，预留与前方大血管的安全边界，完成活检。病理结果示：神经内分泌癌

表 5-5　纵隔靶结节分布情况

纵隔淋巴结区	2R	2L	3a	4R	4L	5	6	7	8/9*
例数	7	1	5	46	2	7	7	39	13
比例（%）	5.51	0.79	3.94	36.22	1.57	5.51	5.51	30.71	10.24

* 单纯 CT 影像难以区分 8 组与 9 组淋巴结区，因此将 8 组 /9 组淋巴结合并统计

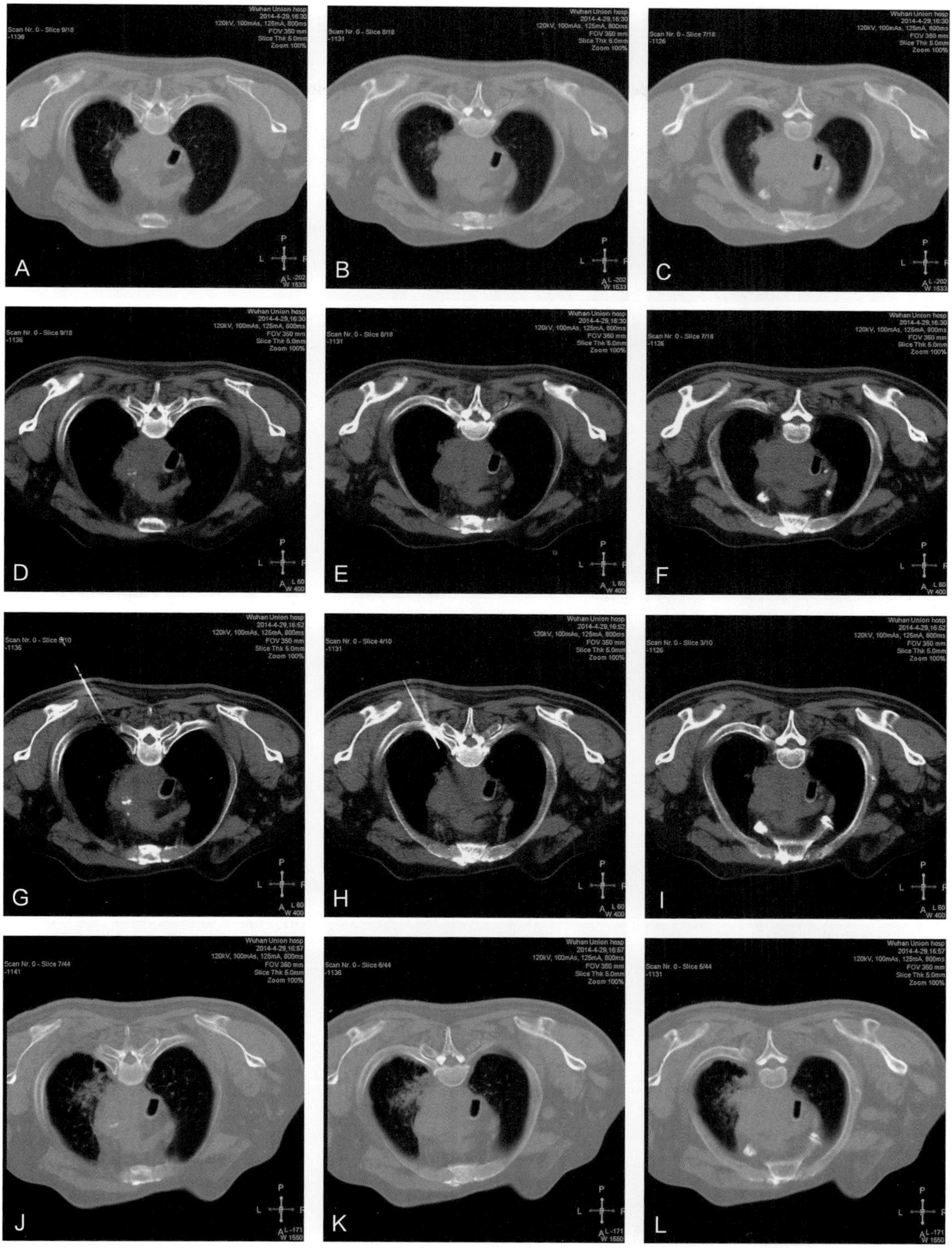

图 5-25　A ~ F. 显示患者 2L 组淋巴结肿大，并有淋巴结包膜受侵，边界不清，与血管、气管及食管关系紧密，选取俯卧位经肺通路进行穿刺活检；G ~ I. 显示穿刺活检的实时 CT 影像，同轴穿刺针经背部进针，经肺走行，到达靶结节表面，预留与前方纵隔内大血管的安全边界，完成活检；J ~ L. 显示完成活检后，拔除同轴穿刺针，再次进行 CT 扫描，见活检区表面明显出血征象。病理结果示：（低分化）神经内分泌癌（G3）

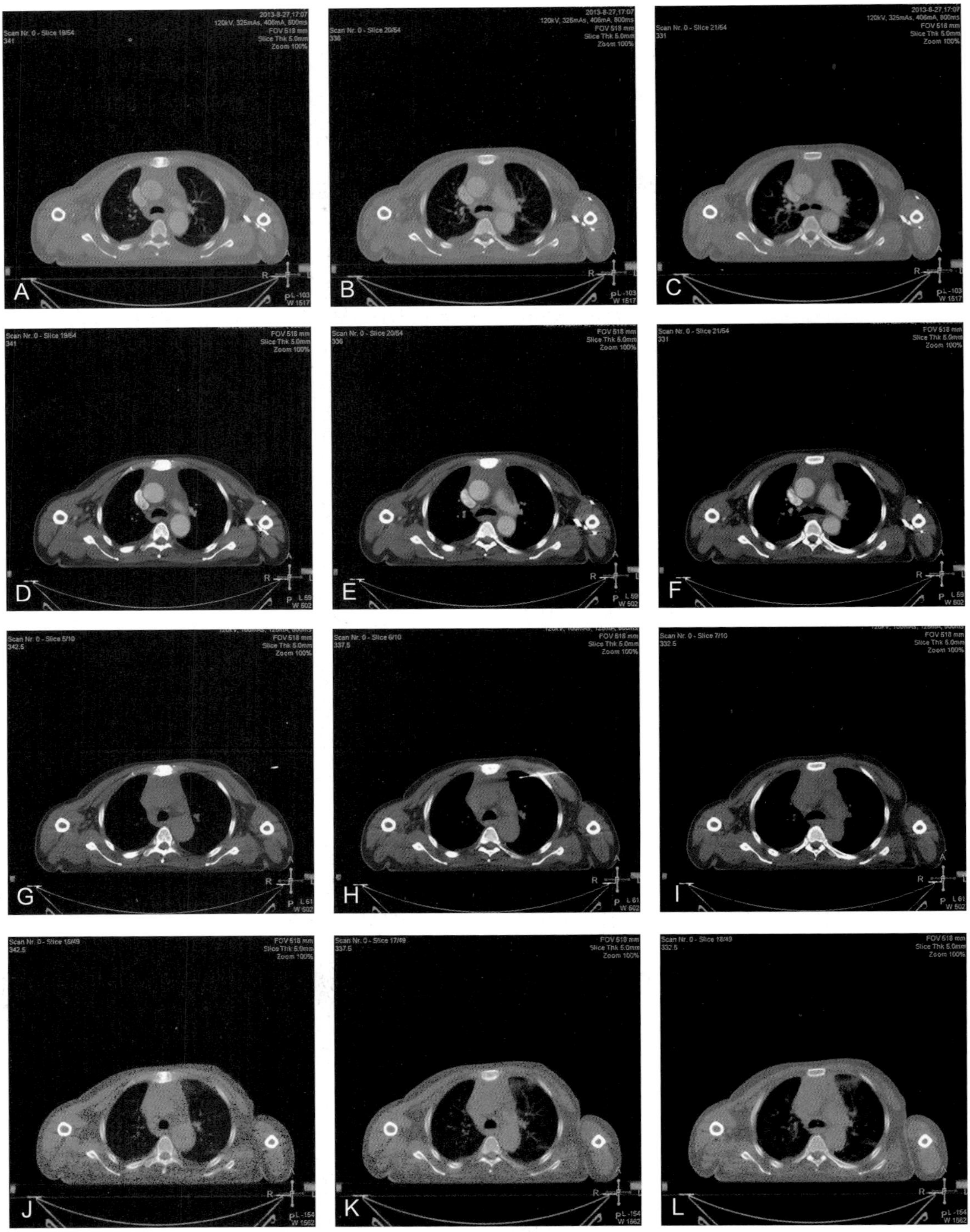

图 5-26　A ~ F. 显示患者前纵隔结节，选取仰卧位进行穿刺活检。如选择经胸骨旁肺外通路进针，无法保证活检区域与后方肺动脉干的安全边界，故被迫选择经肺通路穿刺活检；G ~ I. 显示穿刺活检的实时 CT 影像，为保证活检区域与后方大血管的安全边界，同轴穿刺针进针角度低平，经肺走行，到达靶结节表面，完成活检；J ~ L. 显示完成活检后，拔除同轴穿刺针，再次进行 CT 扫描，见少量气胸及少量肺内针道出血征象。病理结果示：胸腺瘤

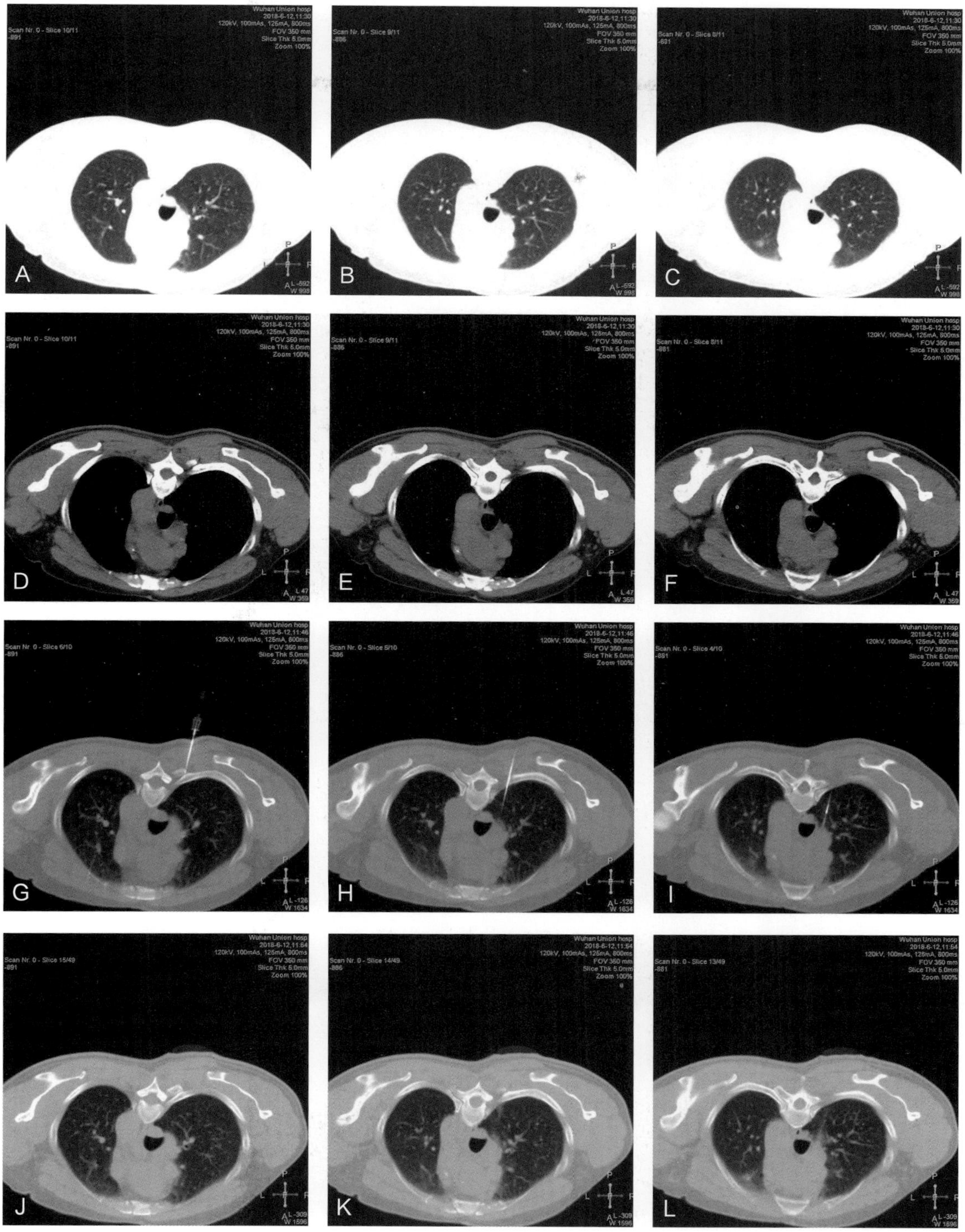

图 5-27　A ~ F. 显示患者 4R 组淋巴结肿大，选取俯卧位进行穿刺活检；G ~ I. 显示穿刺活检的实时 CT 影像，在对 4R 组淋巴结进行穿刺活检时，应特别注意对奇静脉和上腔静脉的保护，应绝对避免对其造成损伤。同轴穿刺针经肺通路进针，避开奇静脉层面，到达奇静脉上方层面靶结节表面，并预留与胸主动脉和上腔静脉的安全边界，完成活检；J ~ L. 显示活检完成后，拔除同轴穿刺针，再次进行 CT 扫描，未见气胸，仅见肺内针道少量出血征象。病理结果示：肉芽肿性病变，抗酸染色（-），结核可能

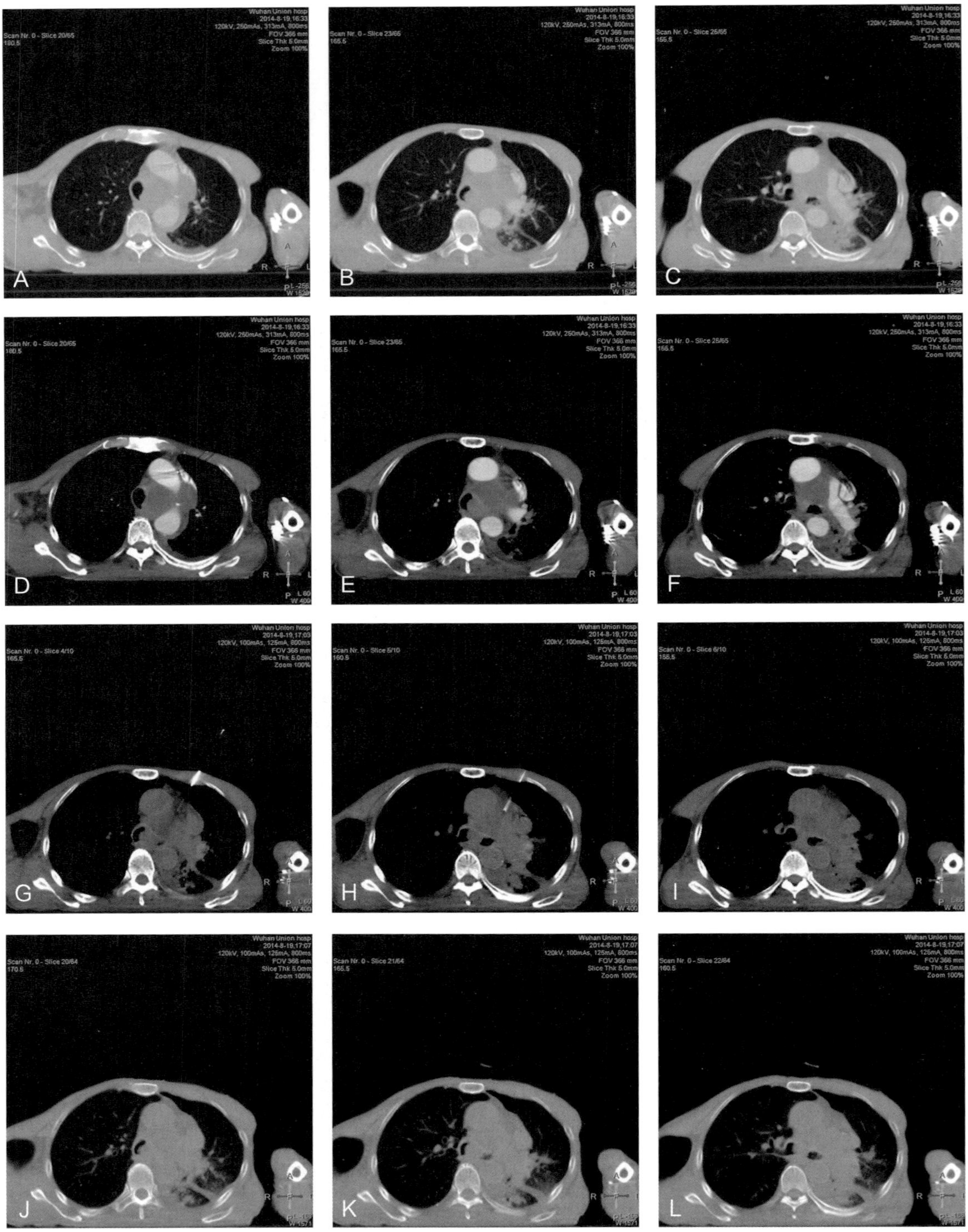

图 5-28　A ~ F. 显示患者 4L 组淋巴结肿大、融合，并包膜外侵犯，与胸主动脉、肺动脉干及左肺动脉干关系紧密，选取仰卧位经肺通路进行穿刺活检；G ~ I. 显示穿刺活检的实时 CT 影像，同轴穿刺针经肺内走行，沿升主动脉与肺动脉干之间的间隙进入纵隔内，到达靶结节活检区域，预留与气管、食管的安全边界，完成活检；J ~ L. 显示完成活检后，拔除同轴穿刺针，再次进行 CT 扫描，可见气胸发生，未见明显肺内出血及咯血。病理结果示：（纵隔淋巴结）肺腺癌

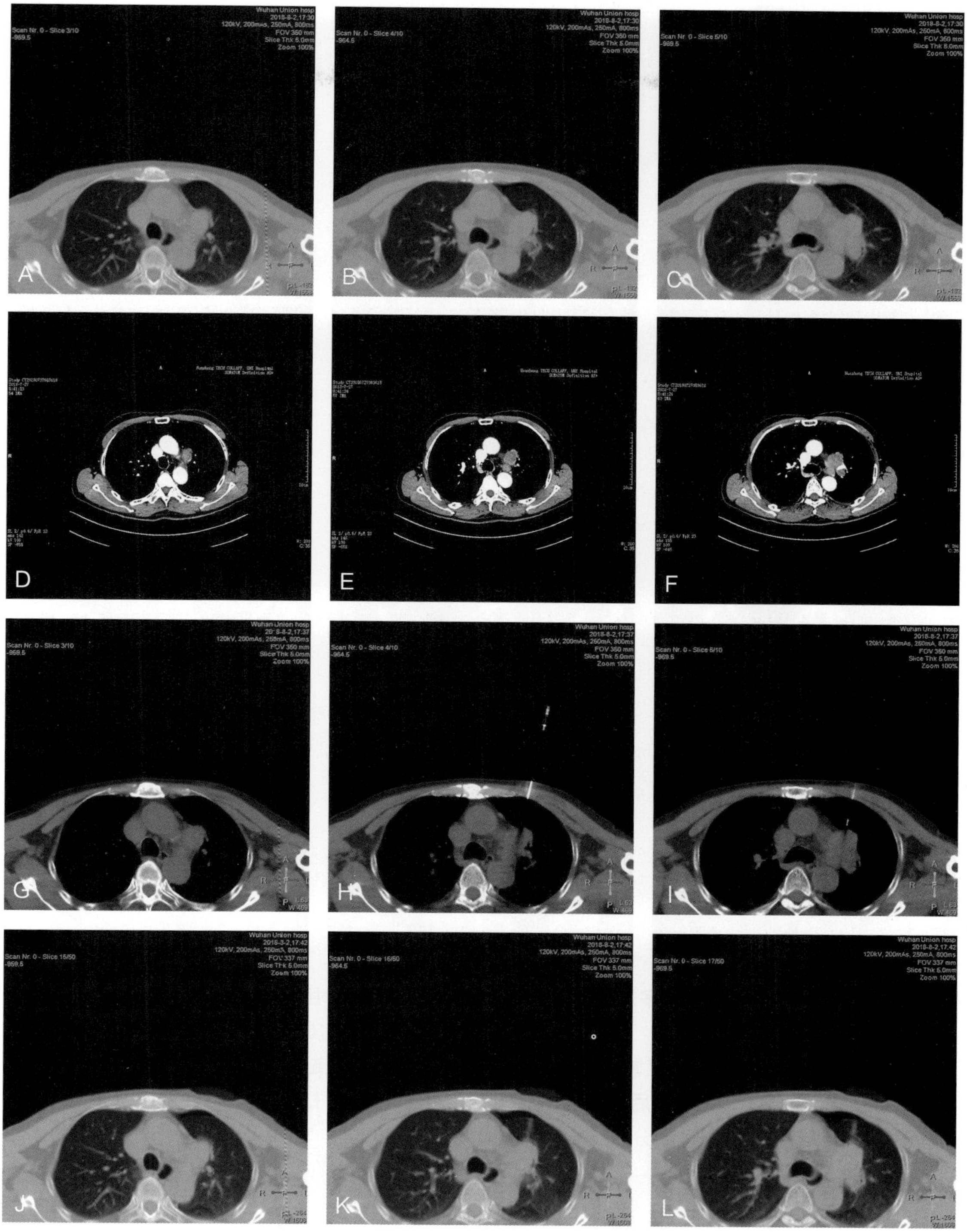

图 5-29　A ~ F. 显示患者 5 组淋巴结肿大，与左肺上叶分支肺动脉关系紧密，因与前胸壁距离较远，无法通过胸骨旁肺外通路进针，故选取仰卧位经肺通路穿刺活检；G ~ I. 显示穿刺活检的实时 CT 影像，同轴穿刺针经左前胸壁进针，经肺走行，到达靶结节表面，预留与左肺动脉分支血管的安全边界，完成活检；J ~ L. 显示完成活检后，拔除同轴穿刺针，再次进行 CT 扫描，仅见肺内针道少量出血征象，未见气胸及咯血。病理结果示：小细胞肺癌

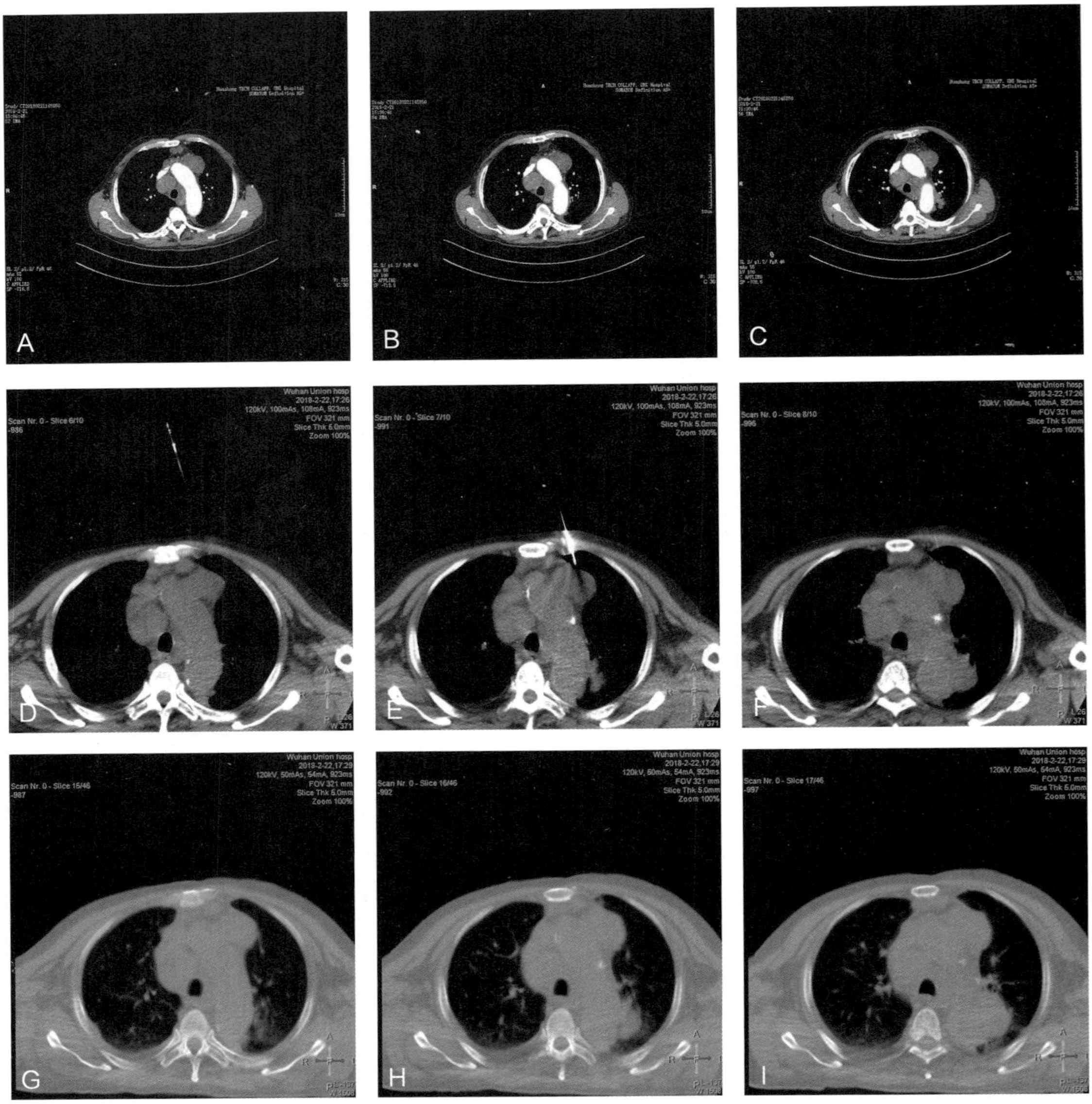

图 5-30　A ~ C. 显示患者纵隔多发淋巴结肿大（3a 组、4R 组、6 组等），综合评估穿刺活检风险，选择 6 组肿大淋巴结为活检靶结节，选取仰卧位进行穿刺活检；D ~ F. 显示穿刺活检的实时 CT 影像，同轴穿刺针经左侧胸廓内血管外侧区域进针（不易损伤胸廓内血管），经过较短的肺内通路到达靶结节表面，并完成活检；G ~ I. 显示活检完成后，拔除同轴穿刺针，再次进行 CT 扫描，仅见少量肺内针道出血征象，未见气胸及咯血。病理结果示：低分化浸润性肺腺癌

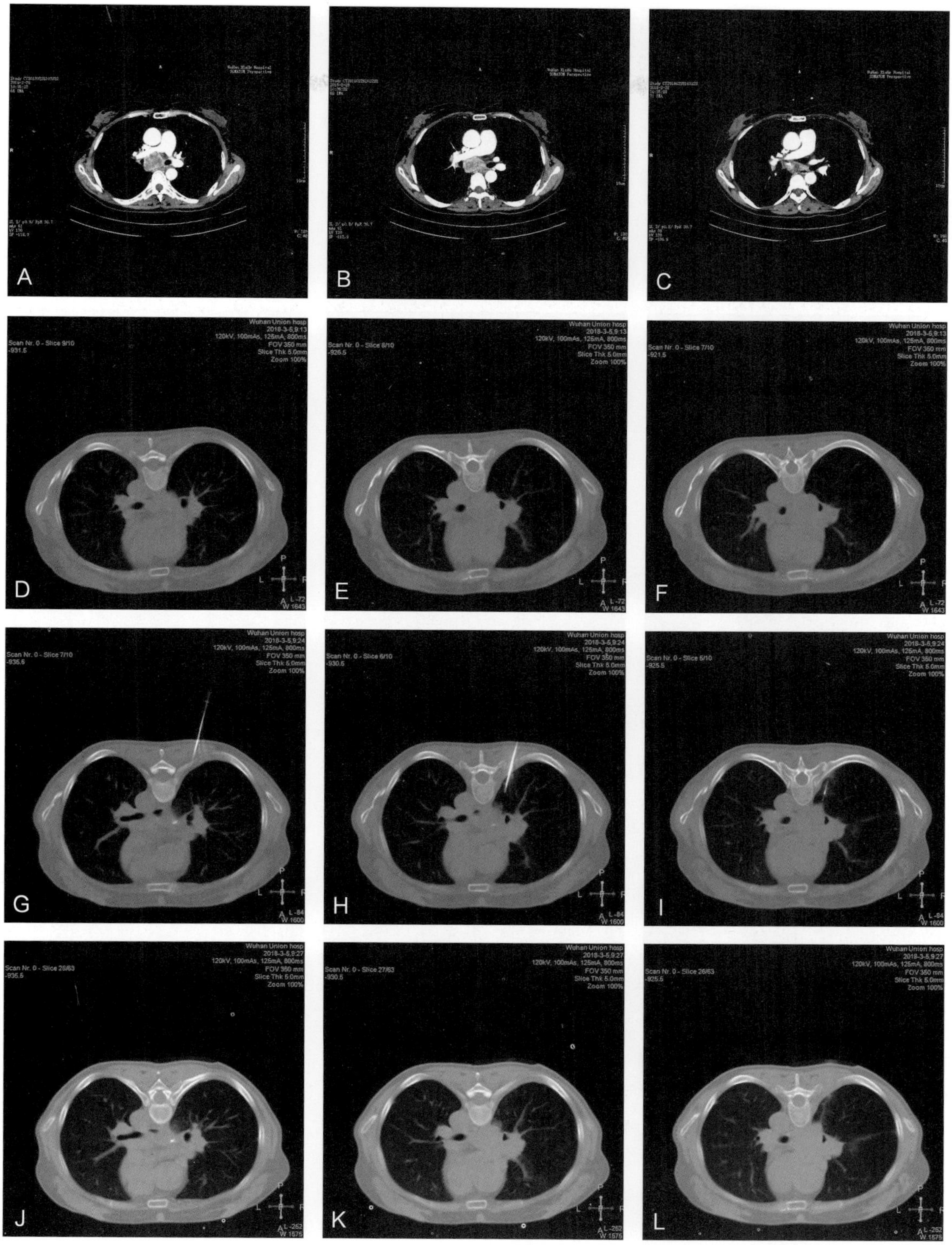

图5-31　A ~ C. 增强CT显示患者7组淋巴结肿大；D ~ F. 显示患者俯卧位进行穿刺活检的定位CT影像；G ~ I. 显示穿刺活检的实时CT影像，同轴穿刺针经背部进针，经由肺内走行，到达靶结节表面，预留与前方右肺动脉干的安全边界，完成活检；J ~ L. 显示完成活检后，拔除同轴穿刺针，再次进行CT扫描，仅见肺内针道少量出血征象，未见气胸及咯血。病理结果示：浸润性肺腺癌

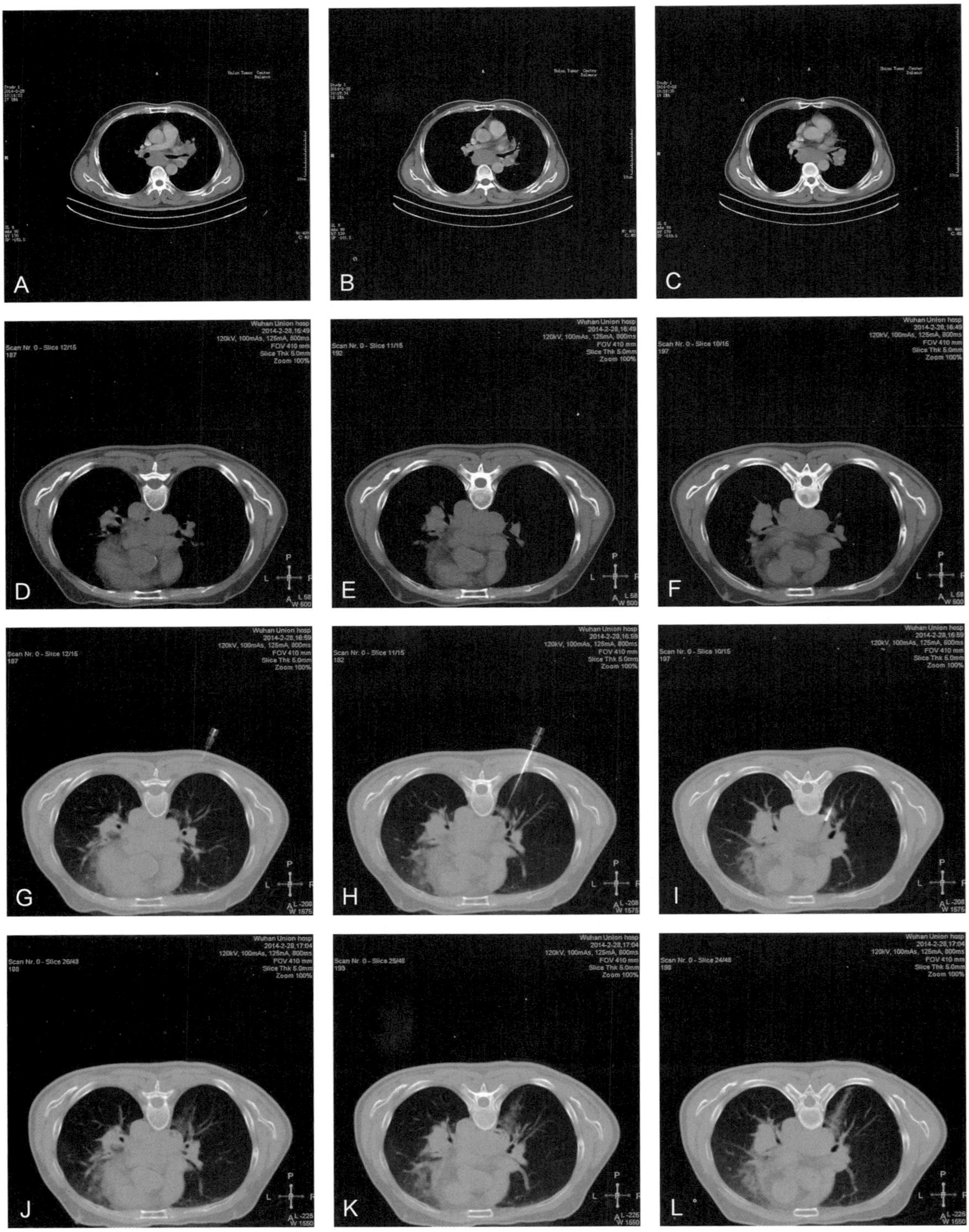

图 5-32　A ~ C. 增强 CT 扫描显示患者多组淋巴结肿大并融合（7 组、8 组、9 组、10L 组）；D ~ F. 显示选取 8/9 组水平淋巴结进行穿刺活检，患者取俯卧位完成穿刺前定位扫描；G ~ I. 显示穿刺活检的实时 CT 影像，同轴穿刺针经背部进针，经由肺内走行，到达靶结节表面，预留与左心房及大血管的安全边界，完成活检；J ~ L. 显示完成活检后，拔除同轴穿刺针，再次进行 CT 扫描，可见肺内针道出血征象，未见气胸发生。病理结果示：恶性肿瘤，建议免疫组化染色进一步明确诊断

本组数据共检出恶性肿瘤 116 例、胸腺瘤 3 例、结节病 2 例、肉芽肿性病变 3 例、炎性病变 2 例及纵隔肠源性囊肿 1 例。在 3 例肉芽肿性病变中，2 例最终确诊为结核，另 1 例电话随访健康生存（随诊时间均大于 18 个月，最长 1 例随诊时间已超过 3 年）。在 2 例炎性病变中，经手术证实支气管源性囊肿 1 例、经手术证实结核 1 例。另有纵隔肠源性囊肿 1 例，后经手术证实（表 5-6）。本组数据显示，经肺通路纵隔结节穿刺活检的敏感度为 100%，特异度为 100%，阳性预测值为 100%，阴性预测值为 100%，假阴性率为 0%。

表 5-6　纵隔结节穿刺活检后的病理概况

恶性	淋巴结转移癌	淋巴结转移性腺癌	34
		淋巴结转移性鳞癌	18
		淋巴结转移性小细胞癌	36
		淋巴结转移性神经内分泌癌	4
		淋巴结转移性浸润性导管癌	1
		淋巴结转移性低分化癌	6
		淋巴结转移性腺样囊性癌	1
		淋巴结转移性透明细胞癌	1
		淋巴结转移性恶性肿瘤	5
	淋巴瘤	弥漫大 B 细胞淋巴瘤	3
		T 淋巴母细胞淋巴瘤	1
		经典型 HL	3
	其他	恶性间皮瘤	1
		胸腺鳞癌	1
		纵隔原发未分化肉瘤	1
良性		胸腺瘤	3
		结节病	2
		肉芽肿性病变	3
		炎性病变	2
		肠源性囊肿	1
		共计	127

本研究中，气胸和咯血仍是最常见的并发症，未见空气栓塞及其他致死性并发症发生。我们将气胸分为 3 个等级，分别是无气胸发生、有气胸发生但无明显临床症状（无症状性气胸）以及合并临床症状的气胸（症状性气胸）。本研究中共发生气胸 43 例，气胸发生率

为 33.9%，其中无症状性气胸 32 例（25.2%），症状性气胸 11 例（8.7%）（表 5-7），其中仅 2 例使用了胸腔闭式引流装置（1.57%）。本研究同时观察到，肺内穿刺针道及其周围出血的发生较为常见，共计 106 例（83.5%），但出血范围较为局限，多分布于穿刺针道及其周围 1cm 范围内，且仅有 6 例出现了咯血（4.7%）。在术中及术后使用止血药物处理后，肺内出血及咯血均可得到满意控制，均未使用支气管动脉栓塞技术止血。

表 5-7　肺外通路纵隔结节穿刺活检的并发症概况

	气胸			咯血	
	无	少量	大量	无	有
例数	84	32	11	121	6
比例（%）	66.1	25.2	8.7	95.3	4.7

本研究通过单因素分析发现，在气胸组和非气胸组中，穿刺深度（P=0.001）、穿刺针与脏层胸膜夹角（P=0.01）以及穿刺损伤脏层胸膜次数（P=0.005）有显著性差异。多因素分析显示穿刺深度和穿刺损伤脏层胸膜次数是危险性因素，P 值分别为 0.003 和 0.002。调整的 OR 值分别为 1.300（95% CI：1.046 ～ 1.615），2.405（95% CI：1.335 ～ 4.335）。单因素分析提示，仅穿刺深度（$P < 0.001$）在咯血组和非咯血组中有显著性差异。多因素分析显示穿刺深度是唯一危险性因素，$P < 0.001$。调整的 OR 值为 28.263（95% CI：1.992 ～ 401.026）。

选择肺外通路进行纵隔结节穿刺活检彻底消除了肺内出血及咯血的发生，并且几乎杜绝了气胸的出现，但正是为了达到降低并发症发生这一目的，肺外通路穿刺活检大大降低了进针路径选择的灵活性，因而，产生了大面积的纵隔活检盲区，特别是在进行中、后纵隔结节穿刺活检时，则显得尤为突出。为了弥补这一重大损失，对于无法完成肺外通路穿刺活检的纵隔结节，本研究选择经肺通路完成活检，同时，由于细针抽吸式活检取材不足[11]，为了弥补这一缺陷，本研究选择粗针穿刺，并使用切割式活检的方法进行取材，最大限度满足病理及分子诊断的要求。

本研究中绝大部分纵隔结节为肺癌转移所致的肿大淋巴结。根据肺癌的淋巴引流规律，7 组（隆突下淋巴结）是上下纵隔淋巴结汇集之处，各肺叶均向该区域引流，Nohl 等认为，第 7 组淋巴结相当于纵隔淋巴引流通路中的一个枢纽，为纵隔淋巴引流的重要区域，同时，也是最常被累及的淋巴结区。4 组是 7 组的毗邻区域，也是向锁骨上区引流的必经区域，因此，受累的概率同样较大。从本研究中同样可以看出，经肺通路穿刺活检主要集中于 4R 组（36.22%）和 7 组（30.71%），超过了穿刺活检总数的 65%。此外，由于上述两组结节位于中、后纵隔，经肺外通路完成穿刺活检非常困难，因此，对于该区域纵隔结节的穿刺活检常选择经肺通路完成。

本研究选用了全自动切割式活检完成组织活检，切割式活检较针吸式活检虽然取材量明显增加，同时，取材有了相对完整的组织学背景，可以提供更为明确的病理学诊断，但切割式活检对靶结节的大小有着更为苛刻的要求。有研究报道，在 PTNB 中，肺内靶结节的大小是穿刺诊断失败的一项独立危险因素，分析其原因，主要是由于靶结节的大小影响了穿刺活检装置的定位精确度。而纵隔结节活检则不仅仅要考虑靶结节大小对穿刺活检装置定位精确度的影响，更要考虑到周围重要结构对穿刺活检的影响。靶结节比邻大血管、气管、食管等重要结构，由于呼吸运动、血管及心脏搏动对上述结构位置的影响，要求活检区域周围必须留有足够的安全边界。本研究完成活检的纵隔结节中，穿刺层面的最小面积为 $2.24cm^2$（1.6 cm×1.4cm）。由此可见，考虑到切割式活检的安全性因素，对于长径小于 1.5cm 的纵隔结节不建议行经肺通路粗针穿刺切割式活检，而建议行经气道、经食管穿刺抽吸式活检或行纵隔镜活检。

有研究报道，穿刺针经肺气肿区域通过和损伤脏层胸膜的次数与气胸的发生明显相关。本研究多因素分析显示，穿刺深度和穿刺损伤脏层胸膜次数是气胸发生的危险性因素。本研究中，穿刺针在肺内走行距离较长（平均深度为 5.2cm±2.2cm），且部分病例损伤脏层胸膜次数较多（损伤脏层胸膜的平均次数为 2.4cm±0.8 cm），故与以往的报道[7, 8]相比，本组数据的气胸发生率（35.9%）较高。但也有作者报道，对于有脏层胸膜损伤的纵隔穿刺活检的气胸发生率高达 60%。本研究虽有较高的气胸发生率，但以少量、无症状性气胸为主，仅有 2 例患者使用了胸腔闭式引流装置（1.57%），与 Lee 等对胸腔闭式引流在 PTNB 中的使用率（1.1%）的报道较为类似。此外，与部分研究报道类似，穿刺针与脏层胸膜夹角为气胸发生的另一相关因素。分析其原因主要考虑为，不同进针角度使得穿刺针在脏层胸膜表面形成的损伤面积有所不同，垂直脏层胸膜表面进针形成的胸膜损伤面积最小，穿刺针与脏层胸膜夹角越小形成的胸膜损伤面积越大，因此，其发生气胸的风险就越高。

以往有作者认为，咯血的发生无相关风险预测因素，但也有研究显示，咯血与穿刺深度密切相关。本研究从单因素分析及 Logistic 回归中同样可以看出，穿刺深度为咯血发生的唯一重要因素，且为危险性因素。本研究中的穿刺深度较大（平均深度为 5.2cm±2.2cm），肺内出血（CT 影像学表现为穿刺针道及其周围的渗出性改变）较为常见（82.4%），但主要局限于针道周围 1cm 范围内，特别是咯血的发生率较低（4.7%），且均无须使用支气管动脉栓塞技术止血。有研究报道，在 PTNB 中，咯血的发生率为 5.6% ~14.5%，且部分需使用支气管动脉栓塞技术止血。本研究注重对肺内血管及支气管的保护，穿刺路径要求绝对避免损伤直径＞ 2mm 的肺内血管及支气管，并且尽可能走行于肺叶的周边区，同时在肺内进针过程中使用钝性针芯穿刺，最大限度减少对肺内血管及支气管的损伤。此外，通过凝血酶术中经同轴套管针局部注射，进一步有效降低了咯血的发生率。

通过对纵隔靶结节大小及部位的认真筛选，以及对气胸、咯血等相关并发症风险的全面评估，CT 引导下经肺通路纵隔结节粗针穿刺切割式活检术将是一项安全、高效的诊断技术，在纵隔结节的病理及分子诊断，在对分子靶向治疗的指导及其耐药机制的研究方面，该技术表现出了良好的应用前景。对于不愿耐受超声内镜，或经 EBUS-TBNA/EUS-FNA 仍无法获取明确病理诊断及分子诊断，且长径＞ 1.5cm 的纵隔结节患者，在无法完成经肺外通路 CT 引导下经皮穿刺活检时，经肺通路穿刺活检成为另一种可靠的选择和有力的补充。

（尹中元）

参考文献

［1］Laurent F, Latrabe V, Vergier B, et al. Percutaneous CT-guided biopsy of the lung: comparison between aspiration and automated cutting needles using a coaxial technique. Cardiovasc Intervent Radiol, 2000, 23:266e72.

［2］Nohl H C. The spread of carcinoma of the bronchus.London:Lliyd Luke, 1996: 235.

［3］Hiraki T, Mimura H, Gobara H,et al. CT fluoroscopy-guided biopsy of 1000 pulmonary lesions performed with 20-gauge coaxial cutting needles: diagnostic yield and risk factors for diagnostic failure.Chest, 2009, 136(6):1612-1617.

［4］Lee S M, Park C M, Lee K H, et al. C-arm cone-beam CT-guided percutaneous transthoracic needle biopsy of lung nodules:clinical experience in 1108 patients.Radiology, 2014, 271(1):291-300.

［5］Choi J W, Park C M, Goo J M, et al. C-arm cone-beam CT-guided percutaneous transthoracic needle biopsy of small ≤（20 mm）lung nodules:diagnostic accuracy and complications in 161 patients. AJR Am J Roentgenol, 2012, 199(3):W322-W330.

［6］Priola A M, Priola S M, Cataldi A, et al. CT-guided percutaneous transthoracic biopsy in the diagnosis of mediastinal masses:evaluation of 73 procedures. Radiol med, 2008, 113:3-15.

［7］Virginia P D, Isabel T S, Francisco G R, et al. Usefulness CT-guided F.N.A.C. in the diagnosis of mediastinal lesions. Arch Bronconeumol, 2010, 46(5):223-229.

［8］Choo J Y, Park C M, Lee N K, et al. Percutaneous transthoracic needle biopsy of small（≤ 1cm）lung nodules under C-arm cone-beam CT virtual navigation guidance. Eur Radiol, 2013, 23(3):712-719.

［9］Joseph B, Clare Savage, Scott K, et al. Mediastinal transthoracic needle and core lymph node biopsy Should it replace mediastinoscopy? Chest, 2002, 121:1165-1170.

［10］Ko J P, Shepard J O, Drucker E A, et al. Factors influencing pneumothorax rate at lung biopsy: are dwell time and angle of pleural puncture contributing factors? Radiology, 2001, 218(2):491-496.

［11］Biswajit Ch, JohnE. E, Rakesh P, et al.Risk assessment of pneumothorax and pulmonary haemorrhage complicating percutaneous co-axial cutting needle lung biopsy.Respiratory Medicine, 2009, 103:449-455.

第6章　机器人辅助穿刺系统概述及其在肺穿刺活检中的应用

穿刺活检手术成败的关键是穿刺精度，目前穿刺活检手术主要依赖医师徒手进行定位和定向操作，需要医师具有良好的解剖学及影像学知识，术中操作更是高度依赖医师手 - 脑 - 眼配合。而实际穿刺活检手术中往往存在操作误差，反复多次穿刺会导致正常组织损伤加重、假阴性率上升以及医源性辐射剂量增加等不良后果[1]。

机器人辅助穿刺已经成为医疗手术机器人领域的一个研究热点，适用于不同病症的机器人辅助穿刺系统相继被研发出来，有的已经在临床中开展应用。相较于医师徒手穿刺，机器人辅助穿刺将会全面提高手术的稳定性、精准性和安全性，是穿刺手术技术发展的必然趋势。

一、机器人辅助穿刺系统概述

手术机器人是医疗机器人的一个分支，也是最早得到发展和推广应用的一种医疗机器人。借助精密传感器与机械控制系统，手术机器人可以扩展医师的视觉、触觉和听觉，从而有效提高术前靶区评估与定位，以及术中精密操作的准确性。此外，借助手术机器人系统可以大幅提升手术训练的质量，缩短患者治疗及康复周期。手术机器人系统从功能上来分类，主要包括辅助定位系统和辅助操作系统。机器人辅助穿刺系统可认定为是机器人辅助定位系统类的手术机器人。

（一）机器人辅助穿刺系统构成

机器人辅助穿刺系统主要有两类：主从系统和自主系统。主从系统由医师控制主操控台操作机械手，实现穿刺操作。自主系统在穿刺过程中由机器人独立完成整个穿刺手术。目前，机器人辅助穿刺系统一般是机器人自主运动到定位点，再由医师操控完成整个穿刺过程。自主系统是机器人辅助穿刺发展的最终目标。

机器人辅助穿刺系统一般由机器人 / 机械臂、医学成像设备、空间定位系统及工作站组成。机器人辅助穿刺系统可帮助医师完成引导、定位等手术操作。工作站负责数据采集、图像处理、手术规划和机器人控制等任务（图 6-1）。

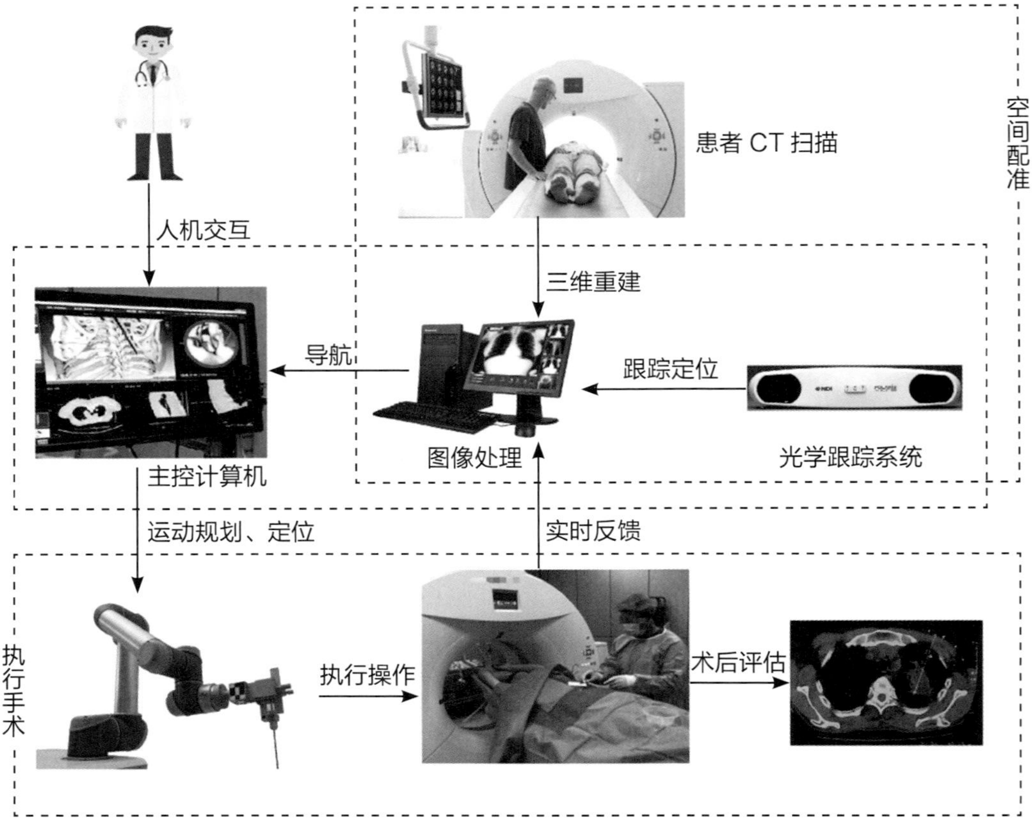

图 6-1　穿刺手术机器人系统框架

（二）功能单元及原理

1．图像采集与处理单元　图像采集与处理单元可以提供患者病变部位的直观信息，并将其用于后续定位和导航单元。根据手术目的及要求，可采用的图像信息包括 CT、MRI 等术前医学图像，以及 X 线、超声、内镜等术中影像。

2．定位信息获取单元　定位系统的功能是将手术空间、图像空间和导航工具这三个坐标系映射起来，确定手术靶点和手术器械的空间位置。现有导航定位方法主要包括光学定位法、电磁定位法、机械定位法和超声定位法。在机器人系统中，机械臂末端的位置以及姿态等信息可以从机器人控制系统中获取，但诸如获取和追踪机械臂末端夹持的穿刺针针尖位置以及穿刺针姿态等信息，依然是难点。

3．配准与空间变换单元　配准包含两类，定位系统空间与医学图像空间的配准，以及多模态医学图像之间的配准。定位系统空间与医学图像空间的配准是指将不同坐标系的位置信息进行统一和映射，其精度对于手术定位的准确性具有直接影响。

多模态医学图像之间的配准则是指将不同医学成像技术产生的形态和功能影像信息，

统一在一个公共坐标系中，并将其融合显示在计算机屏幕上，突出显示兴趣部位，从而有助于临床诊断。

4. 人机交互与显示单元　人机交互系统是医师获取手术信息、图像，并通过机器人系统进行操作的界面。在术前将影像提供给显示单元，医师可根据医学图像了解手术部位解剖信息，并进行手术规划，确定手术路径。同时根据需要突出显示手术或病变部位，在术前进行手术模拟，以提高手术安全性。

5. 机器人定位与手术操作单元　机器人可作为导航系统的输出单元实现主动控制和操作控制。目前医疗手术机器人主要是主动定位机器人和主从操作机器人。主动定位机器人定位完成后，医师即可依照机器人末端夹持器械所给定的位姿角度完成后续手动手术操作。主从操作机器人则是由医师操作主机器人，从机器人随主机器人运动，从机器人完成与医师相同的操作。

二、机器人辅助穿刺系统的工作流程分析

利用机器人辅助完成穿刺手术，在流程上基本可以分为三步：术前设计、术中操作、术后评估（图 6-2）。

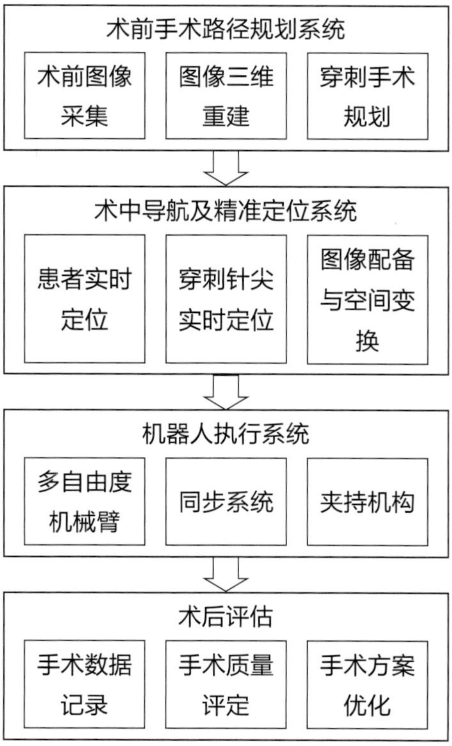

图 6-2　机器人穿刺手术流程

1．术前设计　首先，在导航设计软件中对患者病灶区图像进行三维重建，观察病灶与重要血管、神经等正常组织结构之间的空间位置关系，进行手术路径规划，使穿刺针道避开重要的血管及其他正常组织 / 器官。

2．术中操作　术前需进行姿势体位固定，并进行患者和穿刺针的空间坐标注册定位。穿刺时，由导航引导确定皮肤进针点，当穿刺进入深部组织后，可通过人机交互系统显示的图像，实时观察穿刺针的进针深度和角度，并按预设的穿刺路径进针，穿刺针到达肿瘤与正常组织边界处后，完成最终的活检取材。

3．术后评估　系统可以分析术中记录的所有数据，复现手术过程，定量评定手术质量，跟踪患者术后的康复，根据数据优化手术方案。

三、临床应用

相较于刚性静态器官（颅内或者骨骼），机器人对于胸部脏器穿刺误差更大。因为肺部的呼吸运动会导致肺部靶点的位移，使得术前影像数据无法与患者肺部解剖结构实时准确的配准对应，这是导致手术导航技术还无法广泛应用于肺穿刺手术的主要原因。目前已开展的应用研究中，均采用机器人系统进行定位和进针路径与角度的确定，而后手动完成穿刺手术操作。还需要进一步研究门控方法和更精准的实时导航定位方法，以减少呼吸运动的影响，才可能真正实现全自动机器人穿刺。

在国内的相关研究中，已在临床应用较为常见是印度 Perfint 公司生产的机械臂导航系统，包括第一代产品 ROBIO 和第二代产品 MAXIO™。该系统的机械臂导航装置，自动化和智能化程度较高，还可以进行模拟穿刺和模拟消融，在介入诊疗实践中具有一定意义。这两套临床在用的机械臂导航系统均为辅助定位系统，并不能实现全自动穿刺操作。手术过程中，医师通过观察 CT 图像规划穿刺路径，确定皮肤进针点和活检靶区域，机器人自动调整进针方向和位置，再由医师手动进针。

复旦大学附属华东医院朱衍菲等开展了机器人导航辅助 CT 引导下的肺恶性肿瘤放射性粒子植入术，所用系统为智能导航设备 ROBIO[2]。该研究对比了机器人导航辅助 CT 引导和常规 CT 引导在放射性粒子植入术中，穿刺次数、扫描次数、精度偏差、治疗时间、DLP 以及并发症发生率的差别。结果表明机器人导航辅助 CT 引导的平均穿刺次数、扫描次数、精度偏差、以及 DLP 值均低于常规 CT 引导。证明机器人辅助 CT 引导肺恶性肿瘤放射性粒子植入术的操作精度高、辐射剂量少，安全性好，具有较高的临床应用价值。

武警总医院陈晓霞等利用 MAXIO™ 机器人三维靶向定位系统开展了机器人辅助 CT 引导下肺穿刺活检术，并与传统格栅定位器行 CT 引导下穿刺活检进行了对比。研究结果表明[3]，机器人辅助 CT 引导下肺穿刺活检的一次性穿刺成功率较高，平均扫描次数降低，并发症发生率较低，差异均有统计学意义。苏州大学附属第一医院沈健等利用智能引导装置（ROBIO）实施了经皮肺穿刺活检术，结果显示 ROBIO 辅助 CT 引导下的肺穿刺活检术定位时间短，穿刺精度高，并发症发生率低，且无严重并发症发生，是一种安全、高效的辅助引导装置[4]。上海同济大学附属第十人民医院张孝军等也对比了 ROBIO 定位系统辅助穿刺与常规 CT 引导穿刺在肺小结节穿刺活检中的应用效果。ROBIO 定位系统能提高 CT 引导下肺部小结节穿刺活检阳性率，同时能减少穿刺次数，降低并发症发生率[5]。

四、基于 AI 的机器人辅助穿刺系统发展展望

受限于胸部呼吸运动的影响，当前应用于临床肺部穿刺活检术的机器人辅助穿刺系统，均未采用全自主穿刺模式，最终穿刺进针过程还需要医师的参与。随着呼吸门控、路径规划、实时定位导航与机器人运动控制技术的发展进步，以及人工智能技术的研究与应用，研制开发全自主智能机器人辅助穿刺系统应用于肺部穿刺活检将指日可待。机器人可视为人工智能的载体，越来越多的人工智能技术应用在自动路径规划、靶点标记和实时定位导航中，促进机器人辅助穿刺系统的自动化和智能化。

（一）智能医学影像识别与配准

智能医学影像识别是基于人工智能技术，对常用医学影像进行分析处理的过程。在机器人辅助穿刺系统中，可用于影像三维重建与配准、靶区自动勾画。在术前，通过对肿瘤及周边组织的医学影像进行三维重建与配准，精准定位出病灶位置及病灶与周围血管、气管、支气管等空间毗邻关系，从而可通过交互式三维模型进行手术模拟。此外，基于多模影像的智能配准技术也是研究热点。将实现功能信息图像（MRI、SPECT、PET）与病灶解剖结构图像（CT、X 线、B 超）的融合，可以为医师提供更多的诊断信息和手术三维数据的空间信息。同时，机器人系统能够利用上述多模影像信息，在手术空间、图像空间和设备空间的配准技术上实现突破，为这三个空间的空间坐标系建立更加智能的联系。

（二）智能穿刺路径规划

穿刺路径规划是借助智能穿刺路径规划分析算法，实现自动穿刺进针所需的障碍物/重要的危及结构规避路径规划。考虑环境可变和非同质的组织特性，有学者提出动态路径规划算法并在机器人穿刺系统平台上进行了验证，结果表明，相较于静态路径规划，动态路径规划能显著减少针尖位置和可变目标位置之间的误差。穿刺路径规划算法是当前研究热点及难点，相关学者对其不断加以改进，从而提高路径规划和导航精度，保障手术的精准性和安全性。

（三）以机器人技术为基础的精准治疗综合解决方案

随着大数据的发展和个体化医疗的推进，精准治疗是发展的必然趋势。在精准医疗解决方案中，将需要融合循证医学证据、手术机器人临床大数据库、个体影像学数据、生物

力学数据等，结合手术路径和手术安全预警体系，依托手术机器人，形成智能临床决策推荐意见。在以手术机器人系统为基础的精准医学解决方案的发展中，将机器人与大数据、云技术等创新技术相融合，研究新型的治疗方法和手段，是临床应用解决方案的研究热点[6]。

（冯庆敏）

参考文献

[1] 赵洪华，李国平，曹树坤，等．机器人辅助靶向穿刺手术关键技术综述．济南大学学报（自然科学版），2015, 6:465-470.

[2] 朱衍菲，张宇，朱绫琳，等．机器人导航辅助 CT 引导下肺恶性肿瘤放射性粒子植入术的临床应用．肿瘤学杂志，2017, 8:681-685.

[3] 陈晓霞，刘昊，赵国全，等．机器人三维靶向定位系统在 CT 引导下肺穿刺活检术中的应用．武警医学，2018, 8: 758-761，765

[4] 沈健，朱晓黎，倪才方，等．智能引导装置辅助CT引导下肺穿刺活检术的初步临床研究．临床放射学杂志，2014, 11:1755-1758.

[5] 张孝军，曹传武，等．智能导航辅助 CT 引导下肺小结节穿刺活检的临床应用．临床放射学杂志，2017, 10: 1494-1498.

[6] 李斌，张锦著．医疗器械技术前沿．北京：人民卫生出版社，2017.